David Meyer

Interventions mini-invasives pour la réduction de la graisse en médecine esthétique

bup

David Meyer

Interventions mini-invasives pour la réduction de la graisse en médecine esthétique

ISBN : 978-3-68904-049-9
Disponible en livre de poche et en livre électronique

Copyright : Bremen University Press
Lieu de publication : Brême
Édition 1, en janvier 2024
Version 1.0
Imprimé en UE, UK, USA, JP, AUS
bup@bremenuniversitypress.com
www.bremenuniversitypress.com

David Meyer

Interventions mini-invasives pour la réduction de la graisse en médecine esthétique

Contenu

PRÉFACE — 4

INTRODUCTION — 8

DÉFINITION DES MÉTHODES MINI-INVASIVES — 8
DÉVELOPPEMENT HISTORIQUE — 9
IMPORTANCE POUR LA MÉDECINE ESTHÉTIQUE — 12

CHAPITRE 1 : PRINCIPES DE BASE DE LA RÉDUCTION DE LA GRAISSE — 16

ANATOMIE ET PHYSIOLOGIE DU TISSU ADIPEUX — 16
CAUSES ET RÉPARTITION DE LA GRAISSE CORPORELLE — 18
DIFFÉRENCES ENTRE LA RÉDUCTION DE GRAISSE MINI-INVASIVE ET CHIRURGICALE — 20
APERÇU DES MÉTHODES MINI-INVASIVES — 23

CHAPITRE 2 : PRÉPARATION — 25

CHOISIR LA BONNE PROCÉDURE — 25
ENTRETIEN DE CONSEIL — 27
CONDITIONS MÉDICALES ET CONTRE-INDICATIONS — 29
UN OBJECTIF RÉALISTE — 32

CHAPITRE 3 : LA LIPOLYSE PAR INJECTION (INJECTION POUR ÉLIMINER LA GRAISSE) — 35

ARRACHAGE POUR SERINGUES AMOVIBLES — 35
DÉLIMITATION AVEC LE LEMON BOTTLE JAB — 36

FONCTIONNEMENT DE LA LIPOLYSE PAR INJECTION	39
DÉROULEMENT DU TRAITEMENT ET TECHNIQUES	40
EFFICACITÉ ET ÉTUDES	43
RISQUES ET EFFETS SECONDAIRES POSSIBLES	44

CHAPITRE 4 : LA CRYOLIPOLYSE — 46

APPLICATION DE FROID POUR LA RÉDUCTION DE LA GRAISSE	46
DÉROULEMENT DU TRAITEMENT PAR CRYOLIPOLYSE	47
PROTOCOLES DE TRAITEMENT	48
TECHNIQUE DES APPAREILS	50
EFFETS À LONG TERME ET ÉTUDES CLINIQUES	51
SÉCURITÉ ET EFFETS SECONDAIRES	53

CHAPITRE 5 : LA LIPOLYSE AU LASER — 56

PRINCIPES DE BASE DE LA THÉRAPIE LASER POUR LA RÉDUCTION DE LA GRAISSE	56
MISE EN ŒUVRE ET TECHNIQUES DE TRAITEMENT	58
EFFICACITÉ ET RÉSULTATS DE LA RECHERCHE	60
RISQUES ET PRISE EN CHARGE APRÈS LE TRAITEMENT	62

CHAPITRE 6 : THÉRAPIE PAR RADIOFRÉQUENCE — 64

THÉORIE ET PRATIQUE DE L'ÉNERGIE DE RADIOFRÉQUENCE	64
PROCÉDURES DE TRAITEMENT	66
RÉGLAGES DE L'APPAREIL	67
RÉSULTATS ET EFFETS À LONG TERME	69
ASPECTS DE SÉCURITÉ ET EFFETS SECONDAIRES	71

CHAPITRE 7 : RÉDUCTION DE LA GRAISSE PAR ULTRASONS — 74

LES ULTRASONS EN MÉDECINE ESTHÉTIQUE	74
DÉROULEMENT DES TRAITEMENTS ET TYPES D'APPAREILS	76
PREUVES D'EFFICACITÉ ET EXPÉRIENCES DES PATIENTS	78
GESTION DES RISQUES ET SUIVI	80

CHAPITRE 8 : THÉRAPIES COMBINÉES — 83

COMBINAISON DE DIFFÉRENTES TECHNIQUES	83
INTÉGRATION DE MÉTHODES NON INVASIVES	85
RÔLE DE L'ALIMENTATION ET DU FITNESS	87

CHAPITRE 9 : ÉTHIQUE, LOIS ET DIRECTIVES — 90

CONSIDÉRATIONS ÉTHIQUES EN MÉDECINE ESTHÉTIQUE	90
CADRE LÉGAL ET NORMES	92
DIRECTIVES POUR LES PRATICIENS	94
DROITS ET INFORMATION DES PATIENTS	96
FRAIS DE TRAITEMENT	97
AUTOTRAITEMENT	98

CHAPITRE 10 : PERSPECTIVES D'AVENIR — 101

RECHERCHE ACTUELLE ET DÉVELOPPEMENTS FUTURS	101
TECHNOLOGIES INNOVANTES ET NOUVELLES APPROCHES	103

CONCLUSION — 106

Préface

Le thème de la réduction des graisses est devenu de plus en plus important au cours des dernières décennies, principalement en raison de la prise de conscience croissante de la santé et du bien-être dans la société.

Avec l'augmentation de la prévalence du surpoids et de l'obésité observée tant dans les pays développés que dans les pays en développement, les risques pour la santé qui y sont associés, tels que les maladies cardiaques, le diabète, l'hypertension et certains cancers, suscitent des préoccupations croissantes. Cette évolution a entraîné une demande accrue de méthodes efficaces de réduction du poids et de la graisse.

De plus, l'idéal esthétique d'un corps mince joue un rôle important dans les médias et la culture populaire, ce qui a accru l'intérêt pour la réduction de la graisse, non seulement pour des raisons de santé, mais aussi pour des raisons esthétiques. Les progrès de la médecine et de la technologie ont également permis de mettre au point de nouvelles méthodes plus efficaces de réduction de la graisse, qu'il s'agisse de procédures chirurgicales ou non. Ces développements ont élargi l'accessibilité et le choix des options de traitement, ce qui a rendu le sujet encore plus pertinent. À cela s'ajoutent la prise de conscience croissante des problèmes de santé et la volonté de nombreuses personnes d'investir dans leur santé et leur apparence, ce qui renforce encore l'importance de la réduction de la graisse.

Outre les méthodes peu invasives, il existe une multitude d'approches de réduction de la graisse qui diffèrent par leur intensité, leur mécanisme d'action et les ressources nécessaires. Parmi les méthodes traditionnelles et fondamentales figurent les changements alimentaires et l'exercice physique, considérés comme la pierre angulaire de toute stratégie de perte de poids. Une alimentation hypocalorique et équilibrée, riche en nutriments mais pauvre en calories superflues et en mauvaises graisses, joue un rôle important dans la réduction de la graisse corporelle. Les régimes comme le régime méditerranéen, les plans alimentaires pauvres en glucides ou riches en protéines sont populaires, mais la clé réside souvent dans un changement à long terme des habitudes alimentaires, qui soit durable et réaliste. Beaucoup échouent à ce niveau et cherchent une aide médicale.

Une activité physique régulière, y compris des exercices aérobies comme la course, la natation ou le vélo et la musculation, permet de brûler des calories et de développer la masse musculaire, ce qui augmente le métabolisme de base et donc la capacité du corps à brûler les graisses plus efficacement.

Outre le régime et l'exercice, les changements de comportement sont un aspect important de la réduction de la graisse. Cela implique de travailler sur les habitudes qui contribuent à la gestion du poids, comme le fait de suivre des plans alimentaires, d'éviter de manger sous le coup de l'émotion et de se fixer des objectifs réalistes. Parfois, l'aide d'un nutritionniste, d'un psychologue ou d'un coach en perte de poids est utile pour encourager et maintenir ces changements de comportement.

Pour certaines personnes, une intervention médicale peut être nécessaire si les autres méthodes n'ont pas été efficaces ou s'il existe des problèmes de santé. Cela peut inclure l'utilisation de médicaments de perte de poids sur ordonnance qui suppriment l'appétit ou réduisent l'absorption des graisses dans l'intestin. Ces médicaments sont généralement destinés aux personnes ayant un IMC élevé et présentant des risques supplémentaires pour la santé, et doivent être pris sous surveillance médicale.

Dans certains cas, notamment en cas d'obésité extrême et de problèmes de santé associés, la chirurgie bariatrique peut être envisagée. Ces procédures chirurgicales comprennent le bypass gastrique, l'opération de l'estomac en tube ou la pose d'un anneau gastrique. Ces interventions réduisent la taille de l'estomac ou modifient le tube digestif, ce qui entraîne une perte de poids considérable. Elles nécessitent toutefois un engagement permanent à modifier son mode de vie et un suivi médical régulier.

Ce livre traite des interventions peu invasives, souvent populaires parce qu'elles promettent des résultats rapides et qu'elles sont relativement simples et sans risque. L'objectif de ce guide est d'examiner si c'est le cas.

Paris, 17.12.2023

Les auteurs

Introduction

Définition des méthodes mini-invasives

Les méthodes de réduction de la graisse à intensité minimale font référence à des procédures qui nécessitent une intervention mineure sur le corps et qui présentent généralement des risques ou des effets secondaires minimes. Ces méthodes visent à réduire les dépôts de graisse localisés sans avoir besoin d'une intervention chirurgicale complète comme dans le cas d'une liposuccion traditionnelle. Elles constituent une option attrayante pour les personnes à la recherche d'une solution efficace mais moins invasive de réduction des graisses.

Au fond, les méthodes d'intensité minimale reposent sur le principe du traitement ciblé des cellules adipeuses dans certaines régions du corps, sans affecter les structures environnantes telles que la peau, les muscles ou les tissus internes. Pour ce faire, on utilise différentes technologies qui agissent sur les cellules graisseuses de différentes manières. Certaines méthodes utilisent le froid (cryolipolyse), d'autres la chaleur (thérapie au laser ou par radiofréquence) ou des substances chimiques (lipolyse par injection) pour éliminer les cellules graisseuses. L'objectif est d'agir sur les cellules graisseuses de manière à ce que le corps les reconnaisse comme des déchets et les dégrade et les élimine de manière naturelle.

L'un des principaux avantages de ces méthodes est qu'elles peuvent généralement être réalisées en ambulatoire et qu'elles ne nécessitent que peu ou pas de temps de récupération. Les patients peuvent souvent reprendre leurs activités normales immédiatement après le traitement. C'est une grande différence par rapport aux interventions chirurgicales invasives, qui impliquent généralement une période de récupération plus longue et un risque plus élevé de complications.

Bien que les méthodes peu intensives soient considérées comme sûres et efficaces dans de nombreux cas, les résultats sont généralement plus subtils et moins immédiatement visibles qu'avec des procédures plus invasives.

Développement historique

L'évolution historique et les tendances modernes des méthodes de réduction de la graisse à intensité minimale reflètent les progrès continus de la technologie médicale et l'intérêt croissant pour les traitements esthétiques.

À l'origine, les méthodes de réduction de la graisse étaient très invasives et se limitaient en grande partie à des procédures chirurgicales comme la liposuccion, qui est devenue populaire dans les années 1970. La liposuccion, souvent appelée "lipoaspiration", est une intervention chirurgicale en médecine esthétique qui vise à réduire les dépôts de graisse à différents endroits du corps. Le processus implique l'introduction d'une petite canule, reliée à un appareil à vide, par de petites incisions dans la peau afin d'éliminer l'excès de graisse du corps. Cette technique permet de cibler les zones où la graisse est tenace et qui ne réagissent souvent pas au régime ou à l'exercice, comme le ventre, les hanches, les cuisses ou le dos.

La liposuccion n'est pas conçue comme une méthode de perte de poids, mais plutôt comme une possibilité de remodeler le corps. Elle est idéale pour les personnes proches de leur poids idéal, mais qui souhaitent modifier certaines zones présentant un excès de graisse.

Bien qu'il s'agisse d'une intervention relativement sûre, la liposuccion comporte des risques, comme toute intervention chirurgicale. Il s'agit notamment de complications telles que des infections, des saignements, des engourdissements ou des contours irréguliers. La liposuccion est devenue l'une des opérations esthétiques les plus populaires et les plus pratiquées dans le monde, car elle offre des résultats efficaces et immédiatement visibles en matière de remodelage du corps. Il s'agit toutefois d'une intervention physique lourde, contrairement aux méthodes mini-invasives.

La liposuccion a révolutionné la médecine esthétique par sa capacité à éliminer de grandes quantités de graisse, mais elle était associée à des risques tels que les infections, un long temps de récupération et d'éventuelles irrégularités de la peau. Avec le temps, le besoin d'alternatives plus sûres et moins invasives, avec moins de temps d'arrêt et moins de risques de complications, s'est fait sentir.

Cela a conduit, à la fin des années 1990 et au début des années 2000, au développement et à l'introduction de technologies permettant de réduire la graisse sans intervention chirurgicale. Ces innovations ont marqué le début de l'ère des méthodes de réduction de la graisse peu invasives.

L'accent s'est progressivement déplacé vers des traitements qui ciblent des dépôts de graisse précis tout en laissant la peau et les tissus environnants intacts. Les progrès de la technologie laser et cryogénique ont permis de mettre au point des méthodes telles que la lipolyse laser et la cryolipolyse, qui tuent sélectivement les cellules graisseuses par l'application contrôlée de chaleur ou de froid. Ces méthodes offraient une solution efficace pour réduire la graisse dans certaines zones et sont rapidement devenues populaires, car elles promettaient d'améliorer l'apparence sans avoir besoin de recourir à une liposuccion chirurgicale.

Ces dernières années, les méthodes à intensité minimale ont considérablement évolué et comprennent désormais une série de technologies, dont les traitements par radiofréquence, les thérapies par ultrasons et les thérapies par injection qui utilisent des composés spéciaux pour dissoudre les cellules adipeuses. Ces innovations ont élargi les options de traitement et offrent des solutions personnalisées pour différentes zones du corps et différents types de graisse.

Les dernières tendances dans ce domaine se concentrent sur la combinaison de différentes technologies afin d'obtenir des effets synergiques et d'améliorer les résultats. En outre, il y a un intérêt croissant pour les traitements qui, outre la réduction de la graisse, permettent également de raffermir la peau afin d'obtenir un résultat esthétique global. La recherche s'attache également à améliorer encore la sécurité et l'efficacité des procédures et à rendre les résultats des traitements plus prévisibles et plus cohérents.

Parallèlement à ces avancées technologiques, une prise de conscience accrue de l'importance d'un mode de vie sain en complément de ces procédures s'est développée. Cela implique une alimentation équilibrée et une activité physique régulière afin d'optimiser et de maintenir les résultats.

En résumé, les méthodes de réduction de la graisse à intensité minimale sont passées d'approches purement chirurgicales à une variété de solutions technologiques et innovantes. Celles-ci offrent aux patients des options sûres, efficaces et personnalisées pour le remodelage du corps et reflètent l'évolution continue de la médecine esthétique.

Importance pour la médecine esthétique

L'importance des méthodes peu invasives de réduction de la graisse pour la médecine esthétique reflète à la fois les changements de comportement des consommateurs et les progrès de la technologie médicale.

Ces méthodes ont considérablement élargi l'éventail des traitements esthétiques et ont entraîné un changement de paradigme dans la manière d'aborder le remodelage du corps et la réduction de la graisse.

Par le passé, les interventions esthétiques visant à réduire la graisse étaient presque exclusivement liées à la procédure chirurgicale invasive présentée au début de cet article, comme la liposuccion, qui était certes efficace, mais aussi associée à des risques considérables et à un temps de récupération plus long. Cependant, avec l'avènement des techniques mini-invasives, le domaine a considérablement évolué. Ces méthodes offrent une alternative plus sûre et moins contraignante pour les patients qui souhaitent réduire la graisse dans certaines zones sans avoir à subir une anesthésie générale ou une intervention chirurgicale lourde. La médecine esthétique est ainsi devenue accessible à un groupe de patients plus large.

Un autre aspect important est l'individualisation du traitement. Les méthodes peu invasives permettent de fixer des objectifs très spécifiques et de s'adapter aux besoins et aux souhaits de chaque patient. Les médecins peuvent désormais proposer des traitements adaptés aux contours uniques du corps et aux objectifs esthétiques de chaque patient, ce qui se traduit par une plus grande satisfaction des patients.

En outre, le développement de ces méthodes a placé la médecine esthétique sous les projecteurs d'une société plus soucieuse de sa santé et de sa forme physique. Étant donné que ces techniques sont moins invasives et ne nécessitent généralement qu'un temps d'arrêt minimal, voire nul, elles s'adaptent bien à un mode de vie moderne qui accorde de l'importance à des interruptions limitées. Les patients peuvent souvent reprendre leurs activités habituelles presque immédiatement après le traitement, ce qui renforce encore l'attrait de ces procédures.

L'intégration de méthodes de réduction de la graisse peu invasives a également élargi l'éventail des possibilités de traitement esthétique. Il ne s'agit plus seulement d'éliminer la graisse indésirable, mais aussi d'affiner et d'améliorer le contour du corps. La possibilité d'obtenir des changements subtils, mais significatifs, a conduit à une nouvelle compréhension de l'esthétique corporelle, où il est question d'optimisation et d'amélioration plutôt que de changements radicaux.

La médecine esthétique a également évolué vers une approche plus holistique en raison des techniques peu invasives. Ces méthodes sont souvent considérées comme faisant partie d'un plan plus global de remodelage du corps, qui peut également inclure l'alimentation, l'exercice et parfois un soutien psychologique. Cette approche intégrative reflète une compréhension plus profonde du fait que la véritable esthétique ne s'obtient pas uniquement par des interventions médicales, mais par une interaction entre le bien-être physique, mental et émotionnel.

Enfin, la popularité des méthodes de réduction de la graisse peu invasives a fortement stimulé la recherche et le développement dans le domaine de la médecine esthétique. La recherche constante de traitements plus efficaces, plus sûrs et plus confortables pousse à l'innovation, ce qui conduit à une amélioration constante des technologies et des techniques. Cela contribue à son tour à élever continuellement les normes de la médecine esthétique et à maintenir le champ ouvert aux progrès futurs.

Chapitre 1 : Principes de base de la réduction de la graisse

Anatomie et physiologie du tissu adipeux

Le tissu adipeux, également connu sous le nom de tissu adipeux, joue un rôle important dans l'anatomie et la physiologie humaines. Plus qu'un simple réservoir d'énergie, il agit comme un important organe endocrinien (= libérant des hormones) qui influence de nombreuses fonctions du corps.

D'un point de vue anatomique, le tissu adipeux est réparti dans tout le corps. Il existe deux principaux types de tissus adipeux : le tissu adipeux blanc (TAB) et le tissu adipeux brun (TAB). La graisse blanche est la plus présente dans le corps humain et est principalement responsable du stockage de l'énergie. Elle stocke les calories excédentaires dans de grosses gouttes de graisse, qui sont stockées dans les cellules. Ces cellules graisseuses, ou adipocytes, peuvent s'agrandir en cas de prise de poids et se réduire en cas de perte de poids. La graisse blanche sert également d'isolant et de rembourrage pour les organes et les tissus et contribue à la régulation hormonale.

La graisse brune, en revanche, se trouve surtout chez les nourrissons et joue un rôle crucial dans la production de chaleur. Elle contient de nombreuses petites gouttes de graisse et un grand nombre de mitochondries, qui lui donnent sa couleur brune caractéristique. Ces mitochondries permettent la transformation de la graisse en chaleur, un processus connu sous le nom de thermogenèse. Chez les adultes, la graisse brune est moins répandue, mais des recherches récentes suggèrent qu'elle pourrait également jouer un rôle dans la régulation du poids corporel.

Au niveau physiologique, le tissu adipeux est responsable de la production de différentes hormones et cytokines qui influencent un grand nombre de fonctions corporelles. L'une de ces hormones est la leptine, qui joue un rôle clé dans la régulation de la sensation de faim et de l'équilibre énergétique. La leptine est sécrétée par les cellules adipeuses et signale au cerveau que suffisamment d'énergie est stockée, ce qui réduit la sensation de faim.

Le tissu adipeux est également impliqué dans la production d'adiponectine, une hormone qui influence la sensibilité à l'insuline et le métabolisme des graisses. Un faible taux d'adiponectine est associé à la résistance à l'insuline et au diabète de type 2. En outre, le tissu adipeux produit également des médiateurs inflammatoires qui peuvent jouer un rôle dans l'inflammation chronique et l'obésité.

Il est intéressant de noter que le tissu adipeux influence également le métabolisme d'autres substances dans le corps, comme les stéroïdes, et qu'il participe à la transformation des hormones stéroïdes.

La répartition des tissus adipeux dans le corps varie selon le sexe, ce qui peut expliquer en partie les différents schémas de problèmes de santé chez les hommes et les femmes. Chez les femmes, le tissu adipeux a tendance à se concentrer davantage autour des hanches, des cuisses et de la poitrine, tandis que chez les hommes, il a tendance à s'accumuler dans la région abdominale.

Causes et répartition de la graisse corporelle

Les causes et la répartition de la graisse corporelle dans le corps humain dépendent de différents facteurs. Ceux-ci vont des aspects génétiques aux facteurs liés au mode de vie, comme l'alimentation et l'exercice physique, en passant par les influences hormonales.

La génétique joue un rôle important dans la détermination de l'endroit et de la manière dont le corps stocke la graisse. Certaines personnes sont génétiquement prédisposées à stocker la graisse plutôt dans certaines parties du corps, comme le ventre, les hanches ou les cuisses. Cette prédisposition génétique influence également la facilité ou la difficulté qu'a une personne à perdre ou à prendre du poids. Des études ont montré que la répartition de la graisse corporelle et la tendance au surpoids ou à l'obésité peuvent être héritées dans les familles.

Les hormones ont également une grande influence sur la répartition des graisses. Des hormones telles que l'insuline, le cortisol, les œstrogènes et les androgènes ont un impact sur la manière dont le corps stocke et libère la graisse. Par exemple, l'insuline favorise le stockage des graisses, en particulier dans la région abdominale. Le cortisol, souvent connu sous le nom d'"hormone du stress", peut entraîner l'accumulation de graisse dans la région abdominale si son taux est élevé à long terme. Les hormones spécifiques au sexe, telles que l'œstrogène et la testostérone, influencent également la répartition des graisses - comme illustré, les femmes ont tendance à stocker plus de graisse au niveau des hanches, des cuisses et des fesses, tandis que les hommes ont tendance à stocker plus de graisse au niveau du ventre.

L'alimentation et le mode de vie sont d'autres facteurs. Une alimentation riche en calories et pauvre en nutriments, associée à un mode de vie sédentaire, entraîne souvent une augmentation de la graisse corporelle. Les calories excédentaires, notamment celles provenant du sucre et des graisses saturées, sont stockées sous forme de graisse. La quantité et le type d'aliments consommés ainsi que la fréquence des repas peuvent également influencer la manière dont le corps stocke et métabolise les graisses.

Le manque d'activité physique est un autre facteur essentiel. Une activité physique régulière aide non seulement à brûler des calories, mais influence également les niveaux d'hormones et améliore la sensibilité à l'insuline, ce qui peut à son tour influencer la répartition des graisses.

L'âge et le sexe sont également des déterminants importants de la répartition des graisses. La composition corporelle évolue avec l'âge - la proportion de muscles diminue et la proportion de graisse peut augmenter. Chez les femmes, la répartition des graisses change après la ménopause, une tendance à l'augmentation de la graisse abdominale étant observée, ce qui est en partie dû à des changements hormonaux.

Les facteurs psychologiques, tels que le stress et le manque de sommeil, peuvent également avoir une influence. Le stress chronique et le manque de sommeil peuvent entraîner des déséquilibres hormonaux qui influencent le stockage des graisses et l'appétit.

En résumé, la répartition et l'accumulation de la graisse corporelle résultent d'une interaction complexe de facteurs génétiques, hormonaux, liés au mode de vie et à l'environnement. La compréhension de ces mécanismes est essentielle pour développer des stratégies efficaces de régulation du poids et de remodelage du corps.

Différences entre la réduction de graisse mini-invasive et chirurgicale

Les différences entre la réduction adipeuse mini-invasive et la réduction adipeuse chirurgicale sont importantes, tant en ce qui concerne les techniques procédurales que les aspects cliniques et liés au patient qui y sont associés. Ces différences se manifestent dans différents domaines, du caractère invasif des procédures aux temps de récupération, en passant par les résultats attendus et les risques.

La réduction chirurgicale de la graisse, en particulier la liposuccion, est une méthode chirurgicale qui consiste à éliminer physiquement les cellules graisseuses du corps. Ces procédures sont typiquement plus agressives et invasives, car elles nécessitent une intervention chirurgicale généralement réalisée sous anesthésie générale. La liposuccion, par exemple, implique l'insertion de canules sous la peau afin d'aspirer les cellules graisseuses. De telles interventions peuvent éliminer une quantité considérable de graisse et entraîner ainsi des changements significatifs dans le contour du corps. Toutefois, la période de récupération après une réduction chirurgicale de la graisse est généralement plus longue et peut s'accompagner de douleurs, d'enflures et d'ecchymoses. Il existe également un risque plus élevé de complications telles que des infections, des saignements ou des contours irréguliers.

En revanche, les méthodes mini-invasives de réduction de la graisse utilisent différentes technologies pour détruire les cellules graisseuses ou réduire leur taille sans nécessiter d'incision majeure ou d'anesthésie générale. La cryolipolyse, la lipolyse au laser, la thérapie par radiofréquence et la lipolyse par injection sont des exemples de telles techniques. Ces procédures sont généralement moins douloureuses et comportent moins de risques et d'effets secondaires. Le temps de récupération est généralement plus court et les patients peuvent souvent reprendre leurs activités normales immédiatement après le traitement. Les résultats ont toutefois tendance à être plus subtils et moins immédiatement visibles qu'avec les méthodes chirurgicales. Plusieurs séances de traitement sont souvent nécessaires pour obtenir les effets souhaités.

Une autre différence essentielle réside dans la manière dont les résultats sont obtenus. Alors que les méthodes chirurgicales offrent des résultats immédiats en éliminant les cellules adipeuses, les techniques mini-invasives agissent progressivement en favorisant la dégradation naturelle des cellules adipeuses par le corps. Il en résulte une réduction progressive, d'apparence plus naturelle, du tissu adipeux sur plusieurs semaines ou mois.

Un aspect important dans le choix entre les méthodes mini-invasives et chirurgicales est l'objectif du patient. Les méthodes chirurgicales sont plus adaptées aux changements importants, tandis que les méthodes mini-invasives sont idéales pour les ajustements fins et les contours corporels modérés. En outre, les techniques mini-invasives sont souvent le choix préféré des personnes qui recherchent une réduction de la graisse sans les temps d'arrêt et les risques de la chirurgie.

Dans l'ensemble, les deux approches sont des outils précieux en médecine esthétique, mais elles diffèrent considérablement en termes d'invasivité, de temps de récupération, de risques, de résultats du traitement et de mode d'application. Le choix de l'une ou l'autre méthode dépend des objectifs individuels, de l'état de santé du patient et de ses préférences personnelles.

Aperçu des méthodes mini-invasives

Les méthodes non invasives de réduction de la graisse ont fait des progrès considérables ces dernières années et offrent aujourd'hui de multiples possibilités de remodeler le corps sans devoir recourir à la chirurgie. Ces techniques se basent sur différents principes physiques pour réduire ou détruire les cellules graisseuses. Elles sont particulièrement attrayantes, car elles entraînent généralement peu ou pas de temps d'arrêt et présentent un faible risque d'effets secondaires.

L'une des techniques non invasives les plus connues est la cryolipolyse, également connue sous le nom de marque CoolSculpting. Ce procédé utilise un refroidissement contrôlé pour surgeler de manière ciblée les cellules adipeuses et les faire mourir. Les cellules graisseuses traitées sont décomposées et éliminées par les processus métaboliques naturels du corps. La cryolipolyse est particulièrement efficace pour les amas graisseux localisés et est souvent utilisée pour des zones telles que le ventre, les cuisses et les flancs.

Une autre méthode populaire est la lipolyse au laser, qui utilise l'énergie laser pour chauffer et détruire les cellules graisseuses. Contrairement à la cryolipolyse, qui utilise le froid, la lipolyse au laser fonctionne avec la chaleur. Cette méthode peut également contribuer à raffermir la peau en stimulant la production de collagène et d'élastine.

Les thérapies par radiofréquence utilisent une énergie à haute fréquence pour générer de la chaleur dans les couches profondes de la peau. Cette chaleur peut endommager les cellules adipeuses tout en favorisant le raffermissement de la peau. La radiofréquence est souvent utilisée en combinaison avec d'autres techniques, telles que le massage ou la lumière infrarouge, afin d'augmenter l'efficacité.

L'ultrasonothérapie est une autre option non invasive. Cette méthode utilise des ondes sonores de haute intensité pour détruire les cellules graisseuses. La thérapie par ultrasons est particulièrement réputée pour sa précision et permet de traiter des zones spécifiques du corps.

Outre ces méthodes basées sur l'énergie, il existe également des méthodes mécaniques telles que la massothérapie, qui est souvent utilisée en combinaison avec d'autres technologies pour favoriser le drainage lymphatique et encourager l'élimination des cellules adipeuses.

En plus de ces techniques, il existe également une multitude de crèmes et de lotions topiques qui prétendent favoriser la réduction des graisses. Ces produits contiennent souvent des ingrédients qui visent à augmenter la circulation sanguine dans les zones traitées ou à favoriser la combustion des graisses. Si certains utilisateurs font état de résultats positifs, le soutien scientifique à l'efficacité de ces traitements topiques est souvent limité.

Chapitre 2 : Préparation

Choisir la bonne procédure

Le choix de la bonne procédure pour les méthodes non invasives de réduction de la graisse est un processus en amont qui doit prendre en compte plusieurs facteurs importants. Cette décision est fortement influencée par les objectifs individuels, les caractéristiques physiques, les antécédents médicaux et les préférences personnelles. Une compréhension approfondie des différentes options disponibles et de leurs modes d'action spécifiques est essentielle pour prendre une décision éclairée.

Tout d'abord, il est important de définir clairement **ses propres objectifs et attentes**. Les méthodes non invasives conviennent généralement mieux aux personnes qui souhaitent obtenir des réductions modérées de graisse dans des zones spécifiques plutôt qu'une perte de poids globale. Ces méthodes sont idéales pour s'attaquer aux dépôts de graisse tenaces qui ne répondent pas au régime et à l'exercice. Les patients doivent avoir des attentes réalistes quant aux résultats, car les méthodes non invasives entraînent généralement des changements plus subtils que les interventions chirurgicales.

L'**analyse des zones spécifiques du corps** à traiter est une autre étape importante. Différentes technologies peuvent être plus ou moins efficaces en fonction de la région du corps. Par exemple, la cryolipolyse peut être bien adaptée à la graisse abdominale, tandis que la thérapie par ultrasons peut éventuellement donner de meilleurs résultats sur les cuisses.

Les **antécédents médicaux** et les conditions de santé doivent également être pris en compte. Certains antécédents médicaux ou états de santé peuvent influencer l'éligibilité à certaines procédures de réduction de la graisse. Par exemple, les personnes souffrant de certaines maladies de la peau ou de sensibilités particulières pourraient être moins aptes à suivre des procédures utilisant la chaleur ou le froid. Nous y reviendrons plus tard.

Il est également important de comprendre les différentes technologies disponibles et leurs **avantages et inconvénients** respectifs. Par exemple, la cryolipolyse fonctionne en congelant les cellules graisseuses, ce qui entraîne une réduction progressive du tissu adipeux sur plusieurs semaines ou mois. La lipolyse au laser, quant à elle, utilise l'énergie thermique pour éliminer les cellules graisseuses, ce qui peut également entraîner un certain raffermissement de la peau. Chaque méthode a ses propres caractéristiques spécifiques et le choix doit être fait en fonction de ce qui correspond le mieux aux besoins et aux attentes de chacun.

La **disponibilité** et l'accès aux technologies sont également des considérations pertinentes. Certaines méthodes peuvent ne pas être disponibles dans tous les hôpitaux ou dans toutes les régions géographiques. De plus, les **coûts** des différentes méthodes varient considérablement, ce qui devrait également être pris en compte dans la prise de décision.

En fin de compte, les conseils d'un professionnel qualifié sont essentiels. Un médecin expérimenté peut procéder à une évaluation approfondie, faire des recommandations spécifiques et aider à donner une image claire des résultats attendus et du déroulement global du traitement. Cette expertise est indispensable pour prendre une décision éclairée et sûre.

Entretien de conseil

L'entretien de conseil sert de base à un traitement réussi en garantissant l'adéquation entre les attentes du patient et les possibilités de traitement. L'entretien est l'occasion d'une évaluation complète et permet au médecin ou au thérapeute d'élaborer un plan de traitement individuel adapté aux besoins et aux objectifs spécifiques du patient.

Au cours de la consultation, le médecin posera des questions approfondies sur les antécédents médicaux du patient, y compris les maladies antérieures, l'état de santé actuel et les éventuels médicaments. Ces informations sont essentielles pour identifier les risques ou contre-indications éventuels de certaines procédures de réduction de la graisse. Par exemple, certains états de santé tels que les maladies de peau ou les troubles hémorragiques pourraient exclure certaines options de traitement.

En outre, la consultation permet une discussion ouverte sur les objectifs esthétiques du patient. Le médecin peut poser des questions afin de comprendre exactement quelles zones du corps le patient souhaite modifier et quel type de résultats est attendu. Cette discussion permet de fixer des attentes réalistes. Les méthodes non invasives offrent souvent des résultats plus subtils que les interventions chirurgicales, et il est important que les patients le comprennent et adaptent leurs attentes en conséquence.

Un autre aspect important de la consultation est l'information sur les différentes options de traitement disponibles. Le médecin expliquera en détail le fonctionnement des différentes technologies, y compris leurs avantages et inconvénients, l'évolution attendue du traitement, le nombre de séances nécessaires et les effets secondaires possibles. Ces informations aident le patient à prendre une décision éclairée sur le traitement.

La consultation est également l'occasion de répondre aux questions et de discuter des préoccupations. Les patients peuvent poser des questions sur les coûts, la durée, le temps de récupération, les soins après le traitement et les résultats à long terme. Un patient bien informé est plus à même de participer activement à la prise de décision et au processus de traitement.

Enfin, lors de la consultation, le médecin peut également insister sur l'importance d'un mode de vie sain. Bien que les méthodes non invasives de réduction de la graisse puissent être efficaces, elles le sont davantage lorsqu'elles sont associées à une alimentation équilibrée et à une activité physique régulière. Cette approche holistique permet de maximiser les résultats du traitement et de les maintenir à long terme.

Dans l'ensemble, l'entretien de conseil est un élément essentiel du processus de réduction non invasive de la graisse. Il constitue la base d'un traitement réussi en garantissant que le patient et le praticien sont sur la même longueur d'onde en ce qui concerne les objectifs, les attentes et le plan de traitement.

Conditions médicales et contre-indications

Les conditions médicales et les contre-indications sont des aspects essentiels, y compris lors de l'évaluation de l'éligibilité aux procédures de réduction de graisse non invasives. Il est important de tenir compte de ces facteurs pour garantir la sécurité et l'efficacité du traitement.

En cas de recours à des méthodes non invasives de réduction de la graisse, il convient de vérifier que les patients remplissent certaines **conditions médicales afin d'**obtenir des résultats optimaux et de minimiser le risque de complications.

Un bon état de santé général est fondamental. Les patients devraient aussi, dans l'idéal, être exempts de maladies médicales graves, car de telles conditions pourraient augmenter le risque de complications pendant ou après le traitement.

Il est également important que les patients aient des attentes réalistes vis-à-vis du traitement. Les méthodes non invasives de réduction de la graisse sont principalement conçues pour réduire une accumulation modérée de graisse à des endroits spécifiques et ne doivent pas être considérées comme un substitut à des programmes complets de perte de poids. De tels traitements sont plus efficaces lorsque le patient a un poids corporel relativement stable. Des variations de poids importantes peuvent compromettre l'efficacité à long terme du traitement et doivent donc être évitées.

L'état de la peau joue également un rôle important. Une peau saine, sans infections actives, plaies ou maladies cutanées graves dans la zone cible du traitement est essentielle pour réduire les risques et favoriser la guérison. En outre, une élasticité suffisante de la peau est un avantage pour éviter un relâchement cutané indésirable après la réduction de la graisse. Cela permet d'améliorer les résultats esthétiques et de maintenir une peau ferme et lisse.

Lors de la planification de traitements non invasifs de réduction de la graisse, il est en outre essentiel de tenir compte **<u>des contre-indications potentielles afin de garantir</u>** la sécurité du patient et de minimiser le risque de complications.

Les patients souffrant de maladies **chroniques graves**, telles que les maladies cardiovasculaires, hépatiques ou rénales, doivent être traités avec prudence, car ces conditions peuvent augmenter le risque de complications. Les troubles de la coagulation sanguine, par exemple l'hémophilie ou la prise d'anticoagulants, augmentent également le risque de saignement, ce qui doit être pris en compte lors de la planification des interventions.

Les femmes enceintes et allaitantes doivent s'abstenir de recourir à des procédures non invasives de réduction de la graisse, car les effets sur l'enfant à naître ou allaité ne sont pas clairs. Les maladies de peau actives telles que l'eczéma, le psoriasis ou les infections dans la zone de traitement peuvent également constituer des contre-indications, car ces conditions pourraient être aggravées par l'intervention.

Les patients **porteurs de dispositifs médicaux implantés**, comme les stimulateurs cardiaques ou les défibrillateurs, doivent éviter certaines procédures, en particulier celles qui utilisent l'énergie électrique ou magnétique. Il en va de même pour les implants métalliques dans la zone de traitement, qui peuvent poser problème dans le cadre de procédures telles que la thérapie par radiofréquence.

Les troubles endocriniens tels qu'une thyroïde hyperactive ou hypoactive peuvent également affecter les résultats et doivent être stabilisés avant le traitement. Les patients ayant récemment subi une intervention chirurgicale, en particulier dans la zone du traitement prévu, devront peut-être attendre d'être complètement rétablis avant d'envisager une réduction de graisse non invasive.

La prudence est de mise en cas de **cancer actif** ou d'antécédents de cancer dans la zone de traitement, et ces patients sont souvent exclus du traitement. Les allergies ou les intolérances aux substances utilisées dans certains traitements, comme la lipolyse par injection, doivent également être prises en compte. En outre, certaines maladies auto-immunes peuvent augmenter le risque d'effets secondaires.

Un examen médical et une anamnèse minutieux sont donc essentiels pour s'assurer que le patient est apte à recevoir le traitement. Il est important que les patients divulguent toutes les informations médicales pertinentes afin de permettre une décision éclairée quant à leur aptitude au traitement. Cette évaluation complète permet de minimiser les risques et de maximiser la sécurité et l'efficacité du traitement.

Objectifs réalistes

La gestion des attentes et la fixation d'objectifs réalistes sont des éléments fondamentaux dans la planification et la réalisation de procédures de réduction de graisse non invasives. Ils jouent un rôle crucial dans la satisfaction du patient et le succès du traitement. Un réglage correct des attentes et une communication claire sur ce qui peut être atteint de manière réaliste permettent d'éviter les déceptions et les malentendus.

Tout d'abord, il est important que les patients comprennent que les méthodes non invasives de réduction de la graisse sont conçues pour un remodelage ciblé et modéré du corps et non comme un moyen de perdre du poids ou de remplacer un mode de vie sain. Ces procédures sont mieux adaptées pour s'attaquer aux dépôts de graisse tenaces qui ne répondent pas au régime et à l'exercice, et non pour une perte de poids globale.

Les patients doivent également être informés que les résultats ne sont pas visibles immédiatement. Contrairement aux procédures chirurgicales, qui éliminent physiquement la graisse, les méthodes non invasives nécessitent du temps pour produire des changements visibles. Le corps a besoin de temps pour décomposer et éliminer naturellement les cellules graisseuses traitées. Cela peut prendre des semaines, voire des mois, selon la méthode utilisée et le métabolisme individuel du patient.

Une autre composante importante de la gestion des attentes est la compréhension du fait que plusieurs séances de traitement peuvent être nécessaires pour obtenir les résultats souhaités. Alors que certains patients obtiennent des résultats satisfaisants après une seule séance, d'autres peuvent avoir besoin de séances supplémentaires pour obtenir les améliorations souhaitées.

En outre, il est essentiel que les patients soient informés que les résultats de la réduction de la graisse ne sont souvent pas permanents s'ils ne sont pas soutenus par un mode de vie sain. Une alimentation équilibrée et une activité physique régulière sont indispensables pour maintenir les résultats du traitement et éviter que la graisse ne s'accumule à nouveau.

Les patients doivent également être informés des effets secondaires et des risques potentiels des différentes méthodes de traitement. Bien que les procédures non invasives soient généralement considérées comme sûres et présentent moins de risques que les interventions chirurgicales, elles peuvent néanmoins entraîner des effets secondaires tels que des rougeurs, des gonflements, des ecchymoses ou un inconfort dans la zone de traitement.

Chapitre 3 : La lipolyse par injection (injection pour éliminer la graisse)

La lipolyse par injection, également connue sous le nom de lipoaspiration, est une méthode mini-invasive reconnue pour réduire les amas graisseux localisés. Le mécanisme d'action et les substances utilisées dans cette procédure sont basés sur la destruction ciblée des cellules graisseuses par des substances chimiques.

Abrègement pour seringues amovibles

Il ne faut pas confondre avec les médicaments appelés communément "injections amaigrissantes" tels que Ozempic (principe actif : le semaglutide), Wegovy, Saxenda, Contrave et autres. Ils ne font pas partie des mesures mini-invasives de réduction de la graisse en médecine esthétique.

Ozempic est un médicament initialement développé pour le traitement du diabète de type 2. Il appartient à la classe des agonistes des récepteurs GLP-1 et agit en augmentant la sécrétion d'insuline et en réduisant le taux de glucagon, ce qui entraîne un meilleur contrôle de la glycémie.

Plus récemment, l'Ozempic a certes été discuté dans le cadre d'une perte de poids générale, car il peut réduire la sensation de faim et entraîner ainsi une diminution de l'apport calorique. Toutefois, il est important de souligner que l'Ozempic est avant tout un médicament destiné au traitement du diabète et que toute utilisation à des fins de contrôle du poids doit être strictement encadrée par un médecin. L'administration de ces médicaments constitue une atteinte importante à la santé.

En revanche, une réduction de graisse mini-invasive en médecine esthétique fait généralement référence à des interventions physiques telles que la lipolyse par injection, les traitements au laser ou la cryolipolyse, qui visent à réduire ou à éliminer directement les cellules graisseuses. Ozempic etc. n'entre pas dans cette catégorie et ne doit donc pas être considéré comme un substitut aux procédures mini-invasives établies pour la réduction de la graisse.

Délimitation avec le Lemon Bottle Jab

"Lemon Bottle" est devenu un sujet très discuté dans le domaine de la médecine esthétique dans les pays anglophones au cours des six derniers mois, notamment sur des plateformes en ligne comme TikTok, où il a été vu des millions de fois. Commercialisé comme une injection innovante qui dissout la graisse et vanté comme étant plus efficace et plus sûr que d'autres produits, Lemon Bottle a gagné de nombreux adeptes et fait l'objet d'une promotion sur les médias sociaux, sur Facebook Marketplace, Instagram, etc. Lemon Bottle est proposé comme produit cosmétique et est disponible gratuitement sur Internet, par exemple au Royaume-Uni.

Fabriqué par Sid Medicos à Séoul, en Corée du Sud, Lemon Bottle prétend être plus puissant que les autres injections de dissolution des graisses. Alors que les produits concurrents sont basés sur des substances testées comme l'acide désoxycholique, Lemon Bottle est composé d'ingrédients comme la bromélaïne, la riboflavine et la lécithine. Ces derniers, lorsqu'ils sont injectés dans des zones où la graisse est tenace, sont censés transformer les cellules graisseuses en acides gras qui sont ensuite éliminés naturellement. Il semblerait que l'efficacité de la bromélaïne, l'un des ingrédients, soit basée sur des études menées sur des modèles de cellules de souris et il n'est pas certain que ces résultats puissent être extrapolés aux humains.

Le statut juridique de Lemon Bottle en tant que produit cosmétique au Royaume-Uni, et non en tant que produit médical, signifie qu'il n'est pas soumis aux mêmes tests de sécurité stricts que ceux requis pour les dispositifs médicaux. Ce statut permet également au produit d'être administré par des personnes extérieures au secteur de la santé qui ne sont pas soumises à une supervision professionnelle, ou de pouvoir l'appliquer soi-même.

Compte tenu des avantages et des risques incertains à long terme de Lemon Bottle, un nouveau produit qui n'a pas fait l'objet de tests scientifiques avérés ni de contrôles indépendants, nous conseillons de ne pas l'utiliser pour le moment.

Dans l'Union européenne, les produits utilisés pour réduire la graisse et administrés par injection sont de toute façon soumis à des exigences réglementaires strictes. Conformément à la législation européenne, de tels produits ne seraient généralement pas autorisés en vente libre, en particulier s'ils sont classés comme médicaments ou dispositifs médicaux.

Les produits qui sont injectés et qui ont un effet pharmacologique, immunologique ou métabolique sur le corps sont classés comme médicaments dans l'UE. Ils doivent être autorisés par les autorités compétentes telles que l'Agence européenne des médicaments (EMA). Cette autorisation requiert une preuve de sécurité, d'efficacité et de qualité par le biais d'études et de tests cliniques. Tous ces éléments ne sont actuellement pas disponibles pour Lemon Bottle Jab.

De plus, ces produits doivent être administrés par des professionnels de la santé qualifiés. La vente et l'administration de médicaments injectables destinés à la réduction de la graisse par du personnel non qualifié ou sans surveillance médicale seraient contraires aux règles de l'UE. En outre, la publicité et la commercialisation de ces produits sont également soumises à des règles strictes afin d'éviter les allégations de santé trompeuses ou inexactes.

En général, les lois de l'UE exigent que les produits susceptibles d'avoir des effets significatifs sur la santé soient soumis à un examen et à un contrôle minutieux afin de garantir la santé et la sécurité publiques. Tout produit utilisé et injecté pour réduire la graisse devrait répondre à ces exigences strictes pour pouvoir être commercialisé et utilisé légalement dans l'UE.

Fonctionnement de la lipolyse par injection

Le principal agent actif utilisé dans la lipolyse par injection dont il est question ici est l'acide désoxycholique , un acide biliaire d'origine naturelle. En médecine, l'acide désoxycholique est produit synthétiquement et utilisé pour le traitement. Cette substance a la capacité de dissoudre les membranes des cellules adipeuses. Lorsqu'il est injecté dans le tissu adipeux, l'acide désoxycholique provoque une lyse, c'est-à-dire la rupture des cellules adipeuses. Les contenus graisseux libérés - des triglycérides - sont ensuite décomposés et éliminés par les voies métaboliques naturelles de l'organisme.

Le processus de lipolyse par injection commence par un marquage soigneux des zones à traiter. Un anesthésique local est ensuite appliqué ou injecté dans la zone à traiter afin de minimiser la douleur pendant la procédure. L'acide désoxycholique est ensuite injecté directement dans le tissu adipeux à l'aide de fines aiguilles. Le nombre d'injections et la quantité de substance active utilisée varient en fonction de la taille et de la nature de la zone à traiter.

Après l'injection, l'acide désoxycholique commence à agir sur les cellules adipeuses, ce qui entraîne la destruction des membranes des cellules adipeuses. Les résidus cellulaires et la graisse libérée sont ensuite absorbés par le système immunitaire de l'organisme et éliminés par le foie et les reins. Ce processus peut prendre plusieurs semaines et plusieurs séances de traitement sont généralement effectuées à quelques semaines d'intervalle pour obtenir des résultats optimaux.

Le traitement par lipolyse par injection est particulièrement efficace pour les petits dépôts de graisse, tels que le double menton, les bourrelets de hanche ou les amas de graisse sur les bras et les jambes. Il est important de noter que la lipolyse par injection n'est pas une méthode de réduction générale du poids, mais plutôt un moyen de redessiner les contours du corps de manière ciblée.

La lipolyse par injection est généralement bien tolérée, mais comme pour toute intervention médicale, il existe des effets secondaires et des risques potentiels. Il s'agit notamment de douleurs, de gonflements, d'ecchymoses, de rougeurs et, dans de rares cas, d'infections ou de réactions allergiques. Une information approfondie et une sélection rigoureuse des patients sont donc essentielles pour minimiser le risque d'effets secondaires et garantir la sécurité et l'efficacité du traitement.

Déroulement du traitement et techniques

La lipolyse par injection commence par une préparation et une consultation détaillées. Au cours d'un entretien approfondi entre le médecin spécialiste qualifié et le patient, les antécédents médicaux, les objectifs esthétiques et les contre-indications éventuelles sont discutés. Au cours de cette consultation, le médecin explique la méthode, donne des informations sur les résultats attendus et les risques potentiels, et discute du nombre de séances qui seront probablement nécessaires.

En se basant sur les objectifs individuels du patient et les caractéristiques de la zone à traiter, le médecin élabore un plan de traitement sur mesure. Ce plan comprend la définition des sites d'injection exacts et la détermination de la quantité de substance active à utiliser. La préparation de l'intervention comprend un nettoyage et une désinfection approfondis de la zone de traitement afin de minimiser le risque d'infection. Le médecin marque avec précision sur la peau, à l'aide d'un marqueur spécial, les endroits où les injections doivent être effectuées, afin de garantir un placement précis des injections.

Bien que la lipolyse par injection soit souvent réalisée sans anesthésie, il est possible d'utiliser un anesthésique topique ou une légère anesthésie locale afin d'améliorer le confort du patient pendant l'intervention. L'injection de la substance active, généralement une solution contenant de l'acide désoxycholique, se fait directement dans le tissu adipeux à l'aide d'une fine aiguille. La technique et la profondeur de l'injection sont critiques pour l'efficacité et la sécurité de la procédure.

La durée d'une séance de traitement typique varie en fonction de la taille de la zone à traiter et du nombre d'injections, et peut aller de 30 à 60 minutes. Après le traitement, il est courant de voir apparaître de légers gonflements, rougeurs ou ecchymoses, mais ceux-ci sont généralement temporaires et disparaissent en quelques jours. La plupart des patients peuvent reprendre immédiatement leurs activités normales, mais doivent s'abstenir de tout effort physique intense dans les premiers jours suivant le traitement.

Pour obtenir des résultats optimaux, plusieurs séances de traitement sont souvent nécessaires, généralement à quelques semaines d'intervalle. Cela donne au corps suffisamment de temps pour décomposer et éliminer les cellules adipeuses détruites. Le déroulement du traitement varie en fonction de la réaction individuelle du patient et des objectifs esthétiques.

Les résultats définitifs de la lipolyse par injection ne sont généralement visibles que quelques semaines après la dernière séance de traitement, car le corps a besoin de temps pour traiter les cellules adipeuses détruites. Il est important que le médecin procède à des examens de suivi réguliers afin de surveiller les progrès et de procéder à des ajustements si nécessaire.

Dans l'ensemble, la lipolyse par injection offre une alternative moins invasive que l'élimination chirurgicale des graisses. Le succès du traitement dépend fortement du choix d'un spécialiste expérimenté qui planifie et exécute soigneusement l'ensemble du processus. Une consultation approfondie et des attentes réalistes, associées au respect des recommandations de suivi, sont essentielles pour obtenir les meilleurs résultats et garantir le bien-être du patient.

Efficacité et études

En médecine esthétique, la lipolyse par injection s'est révélée être une méthode efficace pour réduire les amas graisseux locaux.

Différentes études et recherches cliniques ont évalué l'efficacité de cette méthode, montrant qu'elle est particulièrement efficace dans des zones telles que le bas-ventre, les flancs, les cuisses et la région sous-mentale. Les patients font souvent état d'une amélioration visible des contours du corps dans les zones traitées, objectivée par des réductions mesurables de la circonférence.

La satisfaction des patients quant aux résultats de la lipolyse par injection dépend fortement du fait que les attentes en matière de traitement aient été fixées de manière réaliste au préalable. Des études montrent que de nombreux patients sont satisfaits des résultats, en particulier lorsqu'ils ont été informés de manière adéquate sur le processus de traitement et les résultats attendus.

Le caractère durable des résultats est également mis en avant, tout en soulignant que le maintien des résultats nécessite un mode de vie sain. Une fois détruites, les cellules adipeuses ne se reforment pas, mais une prise de poids massive peut entraîner une réapparition générale des dépôts de graisse. La variabilité des résultats dépend de facteurs individuels, tels que l'épaisseur du tissu adipeux et le nombre total de séances de traitement.

Le profil de sécurité de la lipolyse par injection est également un domaine de recherche important. La plupart des études font état d'un bon profil de sécurité, avec des effets secondaires généralement légers et transitoires. Les complications graves sont rares, mais comme pour toute intervention médicale, il existe un certain risque.

Des recherches sont menées dans le monde entier depuis 2004 sur cette variante thérapeutique, avec de grands progrès dans la connaissance de l'efficacité et du mécanisme d'action, notamment en Allemagne, où l'on trouve la plupart des utilisateurs. L'efficacité thérapeutique du phospholipide essentiel phosphatidylcholine (PPC) dans la lipolyse par injection a été prouvée à de nombreuses reprises, la PPC ayant une influence positive sur la dégradation des graisses à tous les niveaux.

Dans l'ensemble, la lipolyse par injection est reconnue par les spécialistes comme une méthode efficace pour réduire les dépôts de graisse, les résultats dépendant de la situation initiale de chaque patient.

Risques et effets secondaires possibles

Bien que la lipolyse par injection soit considérée comme sûre, elle comporte, comme toute procédure médicale, des risques potentiels et des effets secondaires.

Les patients peuvent ressentir une douleur ou un inconfort pendant et après le traitement, mais ils sont généralement légers et temporaires. De plus, des rougeurs, des gonflements et des ecchymoses peuvent apparaître au niveau des sites d'injection, mais ils sont généralement inoffensifs et disparaissent en quelques jours ou semaines. Certains patients signalent également des démangeaisons ou une sensation de brûlure dans la zone traitée, mais cela disparaît généralement en peu de temps.

Bien que rares, il existe des effets secondaires plus graves dont il faut tenir compte. Il s'agit notamment du risque d'infection lié à la pénétration de la peau. Une hygiène et un suivi minutieux sont essentiels pour minimiser ce risque.

Des réactions allergiques aux substances utilisées peuvent également se produire, bien que cela soit rare. Les symptômes peuvent inclure des éruptions cutanées, de l'urticaire ou, dans les cas graves, des difficultés respiratoires. Dans de très rares cas, une nécrose, c'est-à-dire la mort des tissus dans la zone de traitement, peut survenir, éventuellement causée par une injection accidentelle dans les vaisseaux sanguins ou par une concentration trop élevée de la substance active.

Parfois, le traitement peut aussi entraîner des irrégularités dans le contour de la peau, surtout s'il n'est pas effectué correctement.

Chapitre 4 : La cryolipolyse

Application de froid pour la réduction de la graisse

La cryolipolyse, une méthode innovante de réduction des graisses, utilise la sensibilité sélective des cellules graisseuses au froid pour les éliminer de manière ciblée, sans affecter les tissus environnants comme les cellules cutanées ou musculaires. Cette méthode non invasive s'est établie dans la médecine esthétique en raison de ses fondements scientifiques et de son efficacité.

La cryolipolyse consiste à soumettre les cellules adipeuses à une exposition contrôlée au froid, ce qui entraîne une cristallisation des lipides à l'intérieur de ces cellules. Cette exposition au froid induit une mort cellulaire contrôlée, connue sous le nom d'apoptose, qui provoque l'effondrement des cellules adipeuses. Au fil du temps, ces cellules adipeuses dégradées sont éliminées naturellement par le corps. Ce processus entraîne une réduction à long terme du tissu adipeux dans les zones traitées, car les adultes ne forment généralement pas de nouvelles cellules adipeuses.

La cryolipolyse est particulièrement efficace pour le traitement des amas graisseux localisés et offre une alternative moins invasive à la liposuccion traditionnelle. Comme le traitement ne nécessite pas d'intervention chirurgicale, il présente moins de risques et un temps de récupération plus court que les méthodes chirurgicales.

Le taux de réussite de la cryolipolyse dépend de plusieurs facteurs, notamment de la nature individuelle du tissu adipeux et des objectifs de traitement spécifiques du patient. Pour obtenir des résultats optimaux, plusieurs séances de traitement peuvent être nécessaires. Là encore, il est important d'avoir des attentes réalistes et de comprendre que si la cryolipolyse peut réduire efficacement les dépôts de graisse localisés, elle ne peut pas être utilisée comme méthode de perte de poids générale.

Déroulement du traitement par cryolipolyse

Le processus commence par une détermination et un marquage précis de la zone cible, l'abdomen, les flancs, les cuisses et le dos étant souvent choisis comme zones typiques pour le traitement.

L'application fait appel à un appareil spécial contenant des plaques de refroidissement qui sont placées sur la zone cible. Cet appareil refroidit le tissu adipeux à une température contrôlée, spécialement conçue pour endommager les cellules adipeuses sans endommager les tissus environnants. Une séance de traitement dure généralement entre 30 minutes et une heure par zone, les effets du traitement n'étant pas immédiats. Le processus d'élimination de la graisse commence dans les jours et les semaines qui suivent le traitement et peut s'étendre sur plusieurs mois.

Le contexte scientifique de la cryolipolyse repose sur des recherches qui étudient la réaction des cellules adipeuses à l'action du froid. Des études ont montré que, dans des conditions contrôlées, un refroidissement ciblé peut entraîner une réduction significative du tissu adipeux. Le traitement est considéré comme sûr et la plupart des patients le tolèrent bien. Les effets secondaires les plus fréquents sont des rougeurs, des gonflements, des ecchymoses et des engourdissements temporaires dans la zone traitée, tandis que les effets secondaires graves sont rares.

La popularité de la cryolipolyse est due à son efficacité, à sa sécurité et à l'absence de temps de récupération nécessaire. Cette méthode offre une solution efficace aux patients qui recherchent une option non invasive pour remodeler leur corps. Sa popularité croissante reflète l'intérêt croissant pour les alternatives non chirurgicales en médecine esthétique.

La cryolipolyse nécessite des protocoles de traitement précis et une technologie d'appareillage spécialisée. L'efficacité et la sécurité du traitement dépendent fortement de l'application correcte de ces protocoles et de la qualité des appareils utilisés.

Protocoles de traitement

Le processus de cryolipolyse commence généralement par une consultation détaillée au cours de laquelle le médecin discute des objectifs et des attentes du patient ainsi que des contre-indications éventuelles. Cet entretien permet d'évaluer l'éligibilité du patient au traitement et d'identifier les zones à traiter. Des photos des zones ciblées sont prises afin de garder une trace de la situation initiale et de pouvoir comparer les résultats ultérieurs.

Les zones à traiter sont ensuite marquées sur la peau et le patient est positionné de manière à optimiser l'accès à ces zones. Avant la mise en place de l'appareil de cryolipolyse, un tampon de gel protecteur est appliqué sur la peau afin de la protéger du froid et de rendre l'expérience plus agréable pour le patient. L'appareil lui-même tire le tissu adipeux par le vide entre deux plaques de refroidissement afin de refroidir le tissu de manière ciblée. Cette phase de refroidissement dure généralement entre 35 et 60 minutes et est conçue pour refroidir le tissu adipeux à une température contrôlée.

Après le traitement, un massage manuel de la zone traitée est effectué afin de favoriser l'élimination des cellules adipeuses et de lisser les tissus. Le patient reçoit des instructions spécifiques pour le suivi et est invité à des examens de suivi afin d'évaluer les résultats.

La cryolipolyse est une procédure soigneusement étudiée qui constitue une alternative non invasive aux méthodes chirurgicales de réduction des graisses. Grâce à l'application contrôlée de froid, la procédure peut éliminer efficacement les cellules graisseuses et conduire à une amélioration visible des contours du corps. Pour que le traitement soit efficace, il est important de choisir un médecin spécialiste expérimenté et qualifié qui planifie et accompagne soigneusement l'ensemble du processus, de la préparation au suivi en passant par la réalisation.

Technique des appareils

Les appareils de cryolipolyse modernes se caractérisent par l'utilisation de technologies de refroidissement avancées qui permettent de refroidir le tissu adipeux de manière ciblée à la température souhaitée, sans endommager les tissus environnants.

Ces appareils sont équipés d'applicateurs de vide de différentes tailles et formes, spécialement conçus pour traiter efficacement différentes parties du corps. Les applicateurs créent un vide qui attire le tissu adipeux entre les plaques de refroidissement afin d'assurer un refroidissement précis et uniforme.

Le contrôle précis de la température et de la durée du refroidissement par les appareils permet un traitement constant et efficace. Ce refroidissement contrôlé est un élément clé pour obtenir les résultats souhaités. Pour garantir la sécurité et le confort pendant le traitement, les appareils intègrent des capteurs de sécurité qui surveillent en permanence la température de la peau et les performances de l'appareil.

Le design ergonomique des appareils est conçu pour permettre une utilisation confortable à la fois pour le patient et pour le praticien, ce qui améliore l'expérience de traitement pour les deux parties.

La cryolipolyse est une procédure hautement spécialisée qui requiert à la fois expertise et précision. La qualité de l'équipement utilisé et le respect strict des protocoles de traitement sont essentiels pour garantir la sécurité et l'efficacité du traitement. Il est donc important que les patients s'adressent à des professionnels qualifiés qui possèdent l'expérience et l'équipement nécessaires pour obtenir les meilleurs résultats possibles. Cette combinaison de technologie avancée, d'application experte et de planification minutieuse du traitement fait de la cryolipolyse un choix populaire pour les patients qui recherchent une méthode non invasive de remodelage du corps.

Effets à long terme et études cliniques

Depuis son introduction, la cryolipolyse a fait l'objet de recherches approfondies visant à évaluer son efficacité, sa sécurité et sa durabilité.

Les **effets à long terme** de ce traitement, qui entraîne une réduction durable des cellules adipeuses, sont particulièrement remarquables. Le traitement entraîne la cristallisation et la mort des cellules adipeuses traitées avant qu'elles ne soient naturellement décomposées et éliminées par l'organisme. Comme les adultes ne forment typiquement pas de nouvelles cellules adipeuses, les réductions des cellules adipeuses obtenues par cryolipolyse sont généralement durables. Toutefois, le maintien de ces résultats dépend fortement du maintien d'un poids corporel stable, et un mode de vie sain, comprenant une alimentation équilibrée et une activité physique régulière, est essentiel pour préserver les résultats.

Les patients font souvent état d'une amélioration visible et mesurable des contours du corps dans les zones traitées, ce qui peut avoir une influence positive sur l'estime de soi et le bien-être. Des études cliniques confirment l'efficacité de la cryolipolyse dans la réduction des dépôts de graisse dans différentes régions du corps, une réduction significative du tissu adipeux étant observée dans les zones traitées.

L'**innocuité** de la cryolipolyse a également été soulignée, la plupart des études faisant état d'effets secondaires minimes et transitoires tels que rougeurs, gonflements et engourdissements, les complications graves étant considérées comme rares.

Dans les **études sur la satisfaction des patients,** la cryolipolyse a souvent obtenu des résultats positifs, en particulier lorsque les patients ont été informés au préalable de manière réaliste sur les résultats attendus. La recherche montre que la cryolipolyse est une méthode efficace et sûre pour réduire la graisse de manière non invasive, avec des résultats durables tant que le patient maintient son poids. Elle est plus efficace chez les patients qui sont proches de leur poids idéal et qui souhaitent réduire des dépôts de graisse spécifiques et localisés.

En tant qu'alternative attrayante à l'élimination chirurgicale des graisses, en particulier pour les patients qui recherchent une option non invasive avec un temps d'arrêt minimal et des risques réduits, la cryolipolyse représente une innovation importante en médecine esthétique. La recherche et la surveillance continues contribuent largement à affiner la méthode et à maximiser son efficacité et sa sécurité, ce qui favorise encore sa popularité et son acceptation.

Sécurité et effets secondaires

En tant que méthode non invasive de réduction de la graisse, la cryolipolyse s'est établie comme une option de traitement populaire en raison de son faible risque et de son **profil de sécurité élevé**.

Néanmoins, comme pour toute procédure médicale, il existe des **risques** potentiels **et des effets secondaires qui** doivent être pris en compte.

Les effets secondaires les plus fréquents de la cryolipolyse sont généralement légers et temporaires. Il s'agit notamment de rougeurs, de gonflements, d'ecchymoses et d'engourdissements dans la zone de traitement. Ces symptômes apparaissent généralement immédiatement après le traitement et disparaissent normalement en quelques jours ou semaines. Des démangeaisons et de légères douleurs peuvent également apparaître, mais elles sont généralement faciles à gérer et s'atténuent également avec le temps.

Un risque plus rare mais plus grave est l'augmentation paradoxale de la graisse, également connue sous le nom d'obésité hyperplasique paradoxale. Ce phénomène, qui se traduit par une augmentation plutôt qu'une diminution du tissu adipeux dans la zone traitée, est rare et sa cause exacte n'est pas entièrement comprise. Bien qu'elle puisse être traitée, cette condition peut être frustrante pour les personnes concernées et nécessite souvent des interventions supplémentaires.

Un autre risque potentiel est la lésion nerveuse induite par le froid, qui peut entraîner une sensation d'engourdissement prolongée ou, dans de rares cas, des lésions nerveuses. Il s'agit toutefois d'une complication très rare qui ne se produit que de manière isolée dans la pratique.

Pour minimiser le risque de complications, il est important que la cryolipolyse soit pratiquée par des professionnels qualifiés et expérimentés. Une application correcte de la technologie et une sélection rigoureuse des patients sont essentielles. Les patients présentant certaines pathologies ou conditions cutanées préalables peuvent ne pas être des candidats appropriés pour le traitement.

La technologie des appareils utilisés pour la cryolipolyse comporte également des mécanismes de sécurité intégrés. Les appareils de cryolipolyse modernes disposent de capteurs pour surveiller la température de la peau et de fonctions d'arrêt automatique qui minimisent le risque de dommages dus au gel.

En résumé, la cryolipolyse est une méthode sûre de réduction des graisses avec un faible risque de complications graves. La plupart des effets secondaires sont légers et temporaires.

Chapitre 5 : La lipolyse au laser

Principes de base de la thérapie laser pour la réduction de la graisse

Les bases de la thérapie laser pour la réduction de la graisse, connue sous le nom de lipolyse laser, reposent sur l'utilisation de l'énergie laser pour influencer et réduire les cellules graisseuses de manière ciblée.

Cette technique s'est développée comme une alternative efficace et non invasive à la liposuccion traditionnelle, offrant aux patients une possibilité de remodelage du corps avec moins de risques et un temps de récupération plus court.

La lipolyse au laser est centrée sur l'utilisation de longueurs d'onde spécifiques de la lumière laser, capables de pénétrer le tissu adipeux sans endommager la peau, les muscles ou d'autres tissus environnants. Le laser dirige son énergie de manière ciblée sur les cellules adipeuses, ce qui les réchauffe et liquéfie leur contenu, principalement des triglycérides. Les cellules adipeuses liquéfiées sont soit métabolisées et éliminées naturellement par le corps, soit, dans certaines procédures, elles peuvent en outre être aspirées manuellement.

Un aspect essentiel de la lipolyse au laser est qu'elle contribue non seulement à la réduction de la graisse, mais aussi au raffermissement de la peau. La chaleur du laser stimule la production de collagène et d'élastine, deux protéines importantes qui sont responsables de la fermeté et de l'élasticité de la peau. Ce raffermissement supplémentaire de la peau est un avantage significatif par rapport aux autres techniques de réduction de la graisse qui peuvent éventuellement laisser la peau flasque.

Le traitement commence typiquement par une consultation au cours de laquelle le médecin traitant évalue les objectifs du patient et détermine si la lipolyse au laser est une méthode appropriée. Dans la salle de traitement, la zone cible est nettoyée et une pièce à main émettant le laser est passée sur la peau. La durée du traitement varie en fonction de la taille de la zone traitée, mais elle est relativement courte par rapport aux méthodes invasives.

Les patients ressentent généralement peu ou pas de douleur pendant le traitement, car la lipolyse au laser est souvent associée à un refroidissement afin de protéger la peau et d'améliorer le confort. De légères rougeurs, des gonflements ou des ecchymoses peuvent apparaître après le traitement, mais la plupart des patients peuvent reprendre leurs activités normales presque immédiatement.

Il est important de considérer également la lipolyse laser comme une méthode de remodelage du corps et non comme une solution de perte de poids. Elle est idéale pour les personnes qui sont proches de leur poids idéal, mais qui ont certains dépôts de graisse tenaces sur lesquels le régime et l'exercice n'ont aucun effet.

La lipolyse au laser est devenue une option populaire en médecine esthétique en raison de son efficacité, des avantages supplémentaires qu'elle apporte en termes de raffermissement de la peau et du faible risque de complications graves. Cependant, comme pour toutes les procédures médicales, une consultation approfondie avec un spécialiste qualifié est nécessaire pour s'assurer que la méthode est adaptée à l'individu et pour obtenir les meilleurs résultats possibles.

Mise en œuvre et techniques de traitement

La lipolyse au laser est un processus spécialisé qui requiert un haut niveau d'expertise et de précision. Celui-ci commence par une planification et une préparation approfondies, se poursuit par le traitement proprement dit et se termine par des mesures de suivi minutieuses afin de garantir des résultats optimaux.

Lors de la **phase de préparation**, un entretien de conseil a d'abord lieu, au cours duquel le médecin traitant évalue l'aptitude du patient à subir une lipolyse au laser. Des aspects importants tels que les antécédents médicaux, les objectifs esthétiques et les contre-indications éventuelles sont abordés à cette occasion. Le médecin marque les zones du corps qui doivent être traitées, ce qui est essentiel pour obtenir des résultats précis et efficaces. De plus, une documentation photographique des zones ciblées est réalisée afin de garder une trace de la situation initiale et de pouvoir comparer les résultats par la suite.

Pendant le **déroulement du traitement**, un anesthésique local est généralement appliqué ou injecté sur la zone cible afin de minimiser l'inconfort pendant le traitement. L'utilisation de l'appareil laser spécial se fait ensuite à l'aide d'une sonde manuelle qui est guidée sur la peau afin de diriger précisément l'énergie laser sur les cellules adipeuses de la zone cible. Cette application contrôlée du laser permet de préserver les tissus environnants, tandis que la chaleur du laser liquéfie la graisse qui est ensuite éliminée par l'organisme. La durée d'un tel traitement peut varier de 30 minutes à une heure, en fonction de la taille et du nombre de zones traitées.

Après le traitement, de légères rougeurs, des gonflements et un engourdissement peuvent apparaître dans la zone traitée ; ils sont généralement légers et disparaissent en quelques jours. Le médecin donne des instructions de suivi spécifiques qui doivent être suivies afin d'obtenir des résultats optimaux et de minimiser le risque d'effets secondaires. La plupart des patients peuvent reprendre leurs activités normales assez rapidement après le traitement.

Les **résultats** de la lipolyse au laser sont visibles progressivement, car le corps a besoin de temps pour éliminer la graisse traitée. L'effet complet n'est souvent visible qu'après quelques semaines ou mois. Dans certains cas, des traitements supplémentaires peuvent être nécessaires pour obtenir les résultats souhaités.

La lipolyse au laser nécessite une technique précise et une planification individuelle du traitement pour obtenir des résultats efficaces et sûrs. Une étroite collaboration entre le patient et le médecin ainsi qu'un suivi minutieux sont essentiels à la réussite du traitement.

Efficacité et résultats de la recherche

Ces dernières années, la lipolyse au laser a suscité une attention croissante de la part de la communauté scientifique et des praticiens de la médecine esthétique, ce qui a donné lieu à un certain nombre de projets de recherche et d'études cliniques visant à évaluer son efficacité et sa sécurité.

La recherche montre que la lipolyse au laser est efficace pour réduire les dépôts de graisse dans différentes parties du corps. Des études cliniques ont confirmé que l'utilisation de l'énergie laser entraîne la destruction ciblée des cellules adipeuses, ce qui se traduit par une réduction significative du tissu adipeux dans les zones traitées. Les patients font souvent état d'une amélioration visible des contours du corps et d'une satisfaction quant aux résultats du traitement. Il convient de souligner le raffermissement supplémentaire de la peau généré par la chaleur du laser, qui contribue à la production de collagène et d'élastine. Cet effet secondaire est un avantage majeur par rapport aux autres méthodes de réduction de la graisse qui peuvent entraîner un relâchement de la peau.

Il est intéressant de noter que les études montrent également que la lipolyse au laser ne réduit pas seulement les dépôts de graisse visibles, mais améliore également l'aspect général de la peau. Cela fait de cette technique une option attrayante pour les patients qui souhaitent non seulement réduire la graisse, mais aussi améliorer la qualité de leur peau. La recherche a continué à souligner la sécurité de la lipolyse au laser. La plupart des études font état d'effets secondaires minimes et temporaires tels que des rougeurs, des gonflements et des engourdissements. Les complications graves sont rares, ce qui fait de la lipolyse au laser une alternative sûre aux procédures plus invasives comme la liposuccion traditionnelle.

Malgré les résultats positifs, il est important de souligner que la lipolyse au laser est mieux adaptée aux patients qui souhaitent une réduction modérée de la graisse et qui ont déjà un poids corporel relativement stable. Elle n'est pas conçue comme une méthode de perte de poids massive générale, mais vise à traiter des zones problématiques spécifiques qui ne répondent pas au régime et à l'exercice.

En résumé, la lipolyse au laser est une méthode efficace et sûre de réduction de la graisse et de remodelage du corps. Sa capacité à réduire non seulement la graisse, mais aussi à améliorer la qualité de la peau, en fait une option attrayante en médecine esthétique. Toutefois, comme pour toute procédure médicale, des conseils et un traitement personnalisés par des professionnels qualifiés sont essentiels pour obtenir les meilleurs résultats et minimiser les risques.

Risques et suivi après le traitement

La lipolyse au laser est une méthode sûre si elle est utilisée correctement. Toutefois, comme toute intervention médicale, elle comporte certains risques et un suivi prudent du patient après le traitement est indispensable pour obtenir les meilleurs résultats et minimiser le risque de complications.

Dans le contexte des risques, des réactions cutanées telles que des rougeurs, des gonflements et des ecchymoses dans la zone de traitement peuvent souvent survenir après la lipolyse au laser, mais elles sont généralement légères et temporaires. Certains patients peuvent ressentir une douleur ou un inconfort pendant et après le traitement, bien que la lipolyse au laser soit souvent considérée comme moins douloureuse que les méthodes plus invasives. En raison de l'utilisation de l'énergie thermique, il existe un faible risque de brûlures ou d'autres dommages thermiques à la peau ou aux tissus environnants. Dans de rares cas, des irrégularités peuvent apparaître dans le contour de la peau, en particulier si le traitement n'est pas effectué de manière uniforme. Des modifications de la sensibilité cutanée, telles que des engourdissements ou des changements de sensibilité de la peau, peuvent se produire, mais sont généralement temporaires. Comme pour toutes les procédures qui pénètrent la peau, il existe un léger risque d'infection, qui est toutefois rare avec la lipolyse au laser.

Après le traitement, les patients reçoivent des instructions de suivi détaillées qu'ils doivent suivre afin de garantir une récupération rapide et sans complications. Il s'agit notamment de l'application de compresses réfrigérantes ou de compresses froides pour soulager les gonflements et favoriser le processus de guérison. Il est généralement conseillé aux patients d'éviter l'exposition directe au soleil dans la zone de traitement afin de minimiser le risque de dommages cutanés. Dans certains cas, le port de vêtements de compression peut être recommandé pour réduire les gonflements et favoriser le raffermissement de la peau. Des examens de suivi réguliers sont importants pour surveiller le processus de guérison et s'assurer que les résultats souhaités sont obtenus.

Bien que les risques de la lipolyse au laser soient généralement faibles et que la plupart des patients se rétablissent rapidement et sans complications, il est également essentiel que le traitement soit effectué par un spécialiste expérimenté. Une sélection minutieuse des patients, une information complète sur les risques et le suivi, ainsi que le respect de toutes les instructions de suivi et le recours à une aide médicale en cas de doutes ou de complications sont essentiels pour garantir le succès et la sécurité du traitement.

Chapitre 6 : Thérapie par radiofréquence

Théorie et pratique de l'énergie de radiofréquence

L'utilisation de l'énergie radiofréquence en médecine esthétique, notamment pour la réduction des graisses et le raffermissement de la peau, repose sur la théorie de la production de chaleur ciblée dans les couches profondes de la peau. La radiofréquence (RF) fait référence à l'utilisation d'ondes électromagnétiques dans la plage de fréquences radio du spectre électromagnétique. Ces ondes, lorsqu'elles sont dirigées vers la peau et les tissus sous-cutanés, génèrent de la chaleur grâce à la résistance naturelle des tissus au courant électrique.

La théorie de base derrière la thérapie par radiofréquence est que le réchauffement contrôlé des couches profondes de la peau provoque la contraction des fibres de collagène, ce qui entraîne des effets immédiats de raffermissement de la peau. En outre, la chaleur stimule les fibroblastes, des cellules responsables de la production de collagène. Cette formation de collagène à long terme se traduit par une peau plus ferme et d'apparence plus jeune au fil du temps. La chaleur peut également être dirigée vers les cellules graisseuses (adipocytes) de la couche sous-cutanée, ce qui permet de les éliminer et de les réduire.

La technique du traitement par radiofréquence est relativement simple, mais hautement technologique. Un appareil RF se compose généralement d'une pièce à main qui est placée sur la peau. Cette pièce à main émet des ondes radiofréquence qui pénètrent profondément dans les tissus sans endommager l'épiderme ou la couche supérieure de la peau. La profondeur à laquelle l'énergie RF pénètre dépend de la fréquence des ondes. Les fréquences plus élevées ont une profondeur de pénétration plus faible, tandis que les fréquences plus basses pénètrent plus profondément dans les tissus.

Pendant le traitement, les patients ressentent généralement une douce chaleur, qui peut être perçue comme agréable. La durée du traitement varie en fonction de la taille de la zone traitée et de l'appareil spécifique, mais elle ne dépasse généralement pas une heure. Le traitement par radiofréquence est généralement indolore et la plupart des patients peuvent reprendre leurs activités normales immédiatement après le traitement.

L'efficacité de la thérapie par radiofréquence pour la réduction des graisses et le raffermissement de la peau a été confirmée par de nombreuses études. Les résultats montrent que la thérapie par radiofréquence peut améliorer l'apparence de la cellulite, raffermir la peau et réduire le volume des dépôts de graisse. Les résultats dépendent toutefois de facteurs individuels tels que l'âge, l'état de la peau et le mode de vie.

Malgré son efficacité et sa sécurité, le traitement par radiofréquence n'est pas non plus une solution pour l'obésité chronique ou un substitut à une alimentation saine et à une activité physique régulière. Il convient mieux aux personnes qui ont déjà un poids normal, mais qui souhaitent traiter des zones spécifiques avec une peau relâchée ou des dépôts de graisse tenaces.

Procédures de traitement

Le succès et la sécurité de la thérapie par radiofréquence dépendent en grande partie des procédures de traitement et des réglages des appareils utilisés. Cette méthode utilise l'énergie de radiofréquence appliquée de manière contrôlée pour pénétrer profondément dans les couches de la peau et y produire des effets thérapeutiques.

Le processus commence par une consultation et un examen complets afin de déterminer l'éligibilité du patient au traitement et de définir les zones cibles spécifiques. Avant le traitement proprement dit, la zone est nettoyée et un gel conducteur est appliqué afin d'optimiser la transmission de l'énergie RF.

Pendant le traitement, l'appareil RF est guidé sur la peau. Les pièces à main de l'appareil émettent de l'énergie RF à la surface de la peau, qui pénètre ensuite dans les couches plus profondes. Cette production d'énergie entraîne une chaleur qui incite le collagène de la peau à se contracter et stimule en même temps la production de nouvelles fibres de collagène. En outre, l'énergie peut agir sur les cellules adipeuses, les réchauffer et contribuer à leur élimination.

Une séance de traitement typique dure entre 30 minutes et une heure, selon l'étendue de la zone à traiter et les objectifs spécifiques de la thérapie. Immédiatement après le traitement, le patient peut ressentir de légères rougeurs et une sensation de chaleur dans la zone traitée, mais celles-ci disparaissent généralement rapidement.

La thérapie par radiofréquence offre une option efficace et non invasive aux patients qui souhaitent améliorer l'aspect de leur peau et réduire les dépôts de graisse. Cette technique nécessite des réglages précis de l'appareil et un personnel spécialisé et formé pour obtenir les meilleurs résultats et assurer le bien-être du patient. La combinaison d'une technologie avancée, d'une application experte et d'un suivi minutieux fait de la thérapie par radiofréquence un choix populaire en médecine esthétique.

Réglages de l'appareil

Les appareils de radiofréquence modernes sont équipés d'une sélection de fréquences qui jouent un rôle crucial dans la détermination de la profondeur de pénétration de l'énergie dans la peau. Une fréquence appropriée est choisie en fonction de l'objectif du traitement et du type de peau du patient : Les fréquences plus élevées permettent d'obtenir un effet plus superficiel, tandis que les fréquences plus basses peuvent pénétrer plus profondément dans les tissus.

Le réglage de l'intensité de l'énergie RF est un autre facteur important qui doit être soigneusement ajusté. L'objectif est d'obtenir des résultats efficaces sans augmenter le risque de dommages cutanés. Cet ajustement est basé sur la réaction individuelle de la peau du patient pendant le traitement et nécessite un haut niveau d'expertise.

Certains appareils RF proposent également différents modes d'impulsion. Ceux-ci permettent de délivrer l'énergie selon différents schémas ou séquences et d'obtenir ainsi des résultats de traitement spécifiques. En outre, beaucoup de ces appareils disposent de mécanismes de refroidissement intégrés. Ceux-ci protègent la peau et augmentent le confort pendant le traitement en refroidissant la surface de la peau pendant l'émission d'énergie.

Les réglages exacts et le protocole de traitement spécifique varient en fonction du type d'appareil utilisé, des besoins individuels du patient et des objectifs de traitement spécifiques. Pour une utilisation optimale, le traitement doit être effectué par un spécialiste expérimenté ou un professionnel qualifié. Une formation approfondie à l'utilisation de l'appareil et une compréhension approfondie des principes sous-jacents de la thérapie par radiofréquence sont essentielles pour obtenir des résultats optimaux et minimiser le risque d'effets secondaires.

Cette coordination et cet ajustement minutieux des paramètres de traitement en thérapie par radiofréquence garantissent aux patients les meilleurs résultats possibles, tout en assurant la sécurité et le confort pendant le traitement.

Résultats et effets à long terme

Les résultats et les effets à long terme de la thérapie par radiofréquence en médecine esthétique sont un aspect important pour les patients qui recherchent un traitement non invasif pour améliorer l'aspect de leur peau et réduire les dépôts de graisse. Cette technologie s'est avérée efficace pour le raffermissement de la peau et, dans certains cas, pour la réduction de la graisse.

Les résultats immédiats de la thérapie par radiofréquence peuvent souvent être visibles directement après le premier traitement. Les patients font souvent état d'une peau plus lisse, plus ferme et d'une apparence rajeunie. Ces effets initiaux sont dus à la contraction des fibres de collagène existantes par l'énergie thermique. Cependant, outre le raffermissement immédiat, la peau commence également à produire de nouvelles fibres de collagène, un processus qui peut durer plusieurs semaines, voire plusieurs mois. Cela signifie que les résultats complets du traitement ne sont souvent visibles qu'après un certain temps, car la peau a besoin de temps pour réagir au niveau cellulaire et se régénérer.

Dans le domaine de la réduction des graisses, les résultats peuvent varier. Alors que la thérapie par radiofréquence n'offre pas la même réduction de la graisse que les procédures invasives telles que la liposuccion, elle peut néanmoins contribuer à réduire les petits dépôts de graisse. Cela est possible grâce à l'échauffement des cellules graisseuses, qui peut entraîner une dégradation et une élimination métabolique des cellules graisseuses. Cet effet est toutefois plus subtil et convient mieux aux corrections et aux contours mineurs.

Les effets à long terme de la thérapie par radiofréquence dépendent en grande partie des soins cutanés individuels et du mode de vie du patient. Pour maintenir les résultats, il est recommandé aux patients de suivre une routine de soins de la peau saine, y compris une protection contre l'exposition au soleil et une alimentation équilibrée riche en antioxydants.

Les antioxydants sont des molécules qui protègent les cellules contre les effets nocifs des radicaux libres. Les radicaux libres sont des molécules instables qui se forment en tant que sous-produits du métabolisme normal et peuvent également être générés par des facteurs externes tels que la pollution, le tabagisme et les rayons UV. Ils peuvent provoquer des dommages oxydatifs en réagissant avec des composants cellulaires importants tels que l'ADN, les protéines et les membranes cellulaires.

Il existe de nombreux types d'antioxydants présents dans l'alimentation, notamment des vitamines comme les vitamines C et E, des minéraux comme le sélénium et des substances végétales comme les flavonoïdes et les polyphénols. Ces antioxydants se trouvent dans une grande variété d'aliments tels que les fruits, les légumes, les noix, les graines et les céréales complètes.

De plus, une activité physique régulière peut contribuer à maintenir et à améliorer les résultats de la réduction de la graisse.

Il est important de souligner que la thérapie par radiofréquence n'est pas une solution unique. De nombreux patients ont besoin de plusieurs séances de traitement pour obtenir des résultats optimaux et peuvent bénéficier de séances de rappel occasionnelles afin de maintenir les effets à long terme.

En résumé, la thérapie par radiofréquence est une méthode efficace pour améliorer la qualité de la peau et pour réduire modérément la graisse. Elle offre une alternative non invasive aux interventions chirurgicales, avec l'avantage d'un temps de récupération réduit et de risques minimes. Pour obtenir des effets à long terme, il est nécessaire de combiner un suivi régulier, un mode de vie sain et d'autres traitements si nécessaire.

Aspects de sécurité et effets secondaires

La thérapie par radiofréquence est généralement considérée comme sûre. Toutefois, tant les praticiens que les patients doivent tenir compte de certains risques et effets secondaires potentiels.

La qualification du praticien est un aspect essentiel de la sécurité. L'utilisation correcte de la technologie RF nécessite une connaissance approfondie des réglages de l'appareil et des réactions de la peau. C'est pourquoi le traitement doit toujours être effectué par un médecin spécialiste qualifié ou un personnel spécialisé formé. La qualité et l'entretien des appareils RF utilisés sont tout aussi décisifs. Des appareils de haute qualité dotés de commandes précises et de fonctions de sécurité intégrées, telles que des capteurs de température, sont essentiels pour éviter la surchauffe et les brûlures.

Chaque traitement doit être personnalisé en fonction du patient. Cela implique d'adapter l'intensité énergétique et la durée du traitement au type de peau, à la région à traiter et aux objectifs spécifiques du patient. Les effets secondaires les plus fréquents sont des rougeurs et des gonflements temporaires dans la zone de traitement, qui disparaissent généralement après quelques heures ou quelques jours. Pendant et immédiatement après le traitement, les patients peuvent ressentir une sensation de chaleur et un léger inconfort, ce qui indique généralement que l'énergie RF atteint les couches profondes de la peau.

Dans de rares cas, de légères ecchymoses et un engourdissement temporaire peuvent survenir, en particulier si un vide est utilisé pendant le traitement. Une utilisation inappropriée peut entraîner une surchauffe et des brûlures de la peau, ce qui souligne l'importance d'un traitement professionnel et d'une surveillance attentive. Des changements temporaires de la pigmentation de la peau sont également possibles, en particulier chez les patients ayant un type de peau plus foncé.

En résumé, la thérapie par radiofréquence est une méthode efficace pour raffermir la peau et, dans certains cas, pour réduire la graisse. Elle nécessite toutefois une mise en œuvre minutieuse et une adaptation individuelle au patient. Une information complète sur les risques potentiels et les effets secondaires, ainsi qu'un suivi approprié, sont essentiels pour minimiser les risques et obtenir des résultats optimaux. Les patients doivent bénéficier d'un suivi approprié après le traitement afin d'éviter d'éventuelles complications.

Chapitre 7 : Réduction de la graisse par ultrasons

Les ultrasons en médecine esthétique

L'utilisation des ultrasons en médecine esthétique représente un développement important, notamment dans les domaines du raffermissement de la peau, de la réduction de la graisse et de l'amélioration de l'aspect général de la peau. Les technologies ultrasoniques utilisent des ondes sonores à haute fréquence pour obtenir des effets thérapeutiques ciblés dans les couches profondes de la peau et des tissus sous-cutanés.

Dans le domaine du raffermissement de la peau et des traitements anti-âge, les ultrasons focalisés sont utilisés pour réchauffer les couches profondes de la peau. Cette énergie thermique ciblée stimule la production de collagène et d'élastine, deux protéines clés qui sont essentielles à la fermeté et à l'élasticité de la peau. Au fil du temps, cette production accrue de collagène se traduit par une peau plus ferme, plus lisse et d'apparence plus jeune. Le traitement par ultrasons focalisés est particulièrement adapté à la réduction des rides et ridules et à l'amélioration de la structure de la peau du visage, du cou et du décolleté.

Dans la réduction de la graisse, les ultrasons sont utilisés pour détruire les cellules graisseuses et réduire leur taille. Le processus, connu sous le nom de lipolyse par ultrasons ou de cavitation par ultrasons, utilise des ondes ultrasonores à basse fréquence pour faire vibrer les cellules adipeuses. Ces vibrations créent de petites bulles autour des cellules adipeuses, qui finissent par imploser et détruire les cellules adipeuses. Les cellules adipeuses détruites sont ensuite métabolisées et éliminées naturellement par le corps. Cette technique est particulièrement efficace pour le traitement des dépôts de graisse localisés, tels que le ventre, les cuisses et les hanches, et offre une alternative non invasive à la liposuccion traditionnelle.

Les ultrasons sont également utilisés pour améliorer l'aspect général de la peau, notamment lors de traitements visant à améliorer la circulation cutanée et à favoriser le drainage lymphatique. Cela peut aider à réduire l'apparence de la cellulite et à améliorer la structure de la peau.

Le traitement par ultrasons est généralement indolore et ne nécessite pas de temps d'arrêt, ce qui en fait une option attrayante pour les patients à la recherche de traitements esthétiques peu invasifs. Une légère sensation de picotement ou de chaleur peut être ressentie pendant le traitement, mais la plupart des patients trouvent l'expérience agréable.

Bien que l'ultrasonothérapie soit considérée comme sûre, il est important qu'elle soit pratiquée par un personnel qualifié, car les réglages et la technique d'application doivent être soigneusement contrôlés afin d'obtenir des résultats optimaux et de minimiser les risques.

Comme pour toutes les procédures cosmétiques, une consultation approfondie et une évaluation minutieuse par un spécialiste sont nécessaires pour s'assurer que la méthode est adaptée à l'individu et que les résultats souhaités sont obtenus.

Dans l'ensemble, les ultrasons offrent une multitude d'applications en médecine esthétique, du raffermissement de la peau et des traitements anti-âge à la réduction non invasive de la graisse, et se sont imposés comme un outil précieux pour de nombreux objectifs cosmétiques.

Déroulement du traitement et types d'appareils

En médecine esthétique, les traitements par ultrasons sont une méthode utilisée à diverses fins cosmétiques, telles que le raffermissement de la peau, la réduction des graisses et l'amélioration de la texture de la peau. Le déroulement de tels traitements varie en fonction des objectifs et des besoins spécifiques du patient.

Le processus commence par une consultation détaillée au cours de laquelle les objectifs esthétiques du patient sont discutés et son état de santé vérifié. Le plan de traitement individuel est également défini dans ce cadre. Lors de la préparation de la zone de traitement, la zone cible est nettoyée et souvent enduite d'un gel spécial afin d'améliorer la conductivité et le contact entre l'appareil à ultrasons et la peau.

Pendant la réalisation du traitement, l'appareil à ultrasons est guidé sur la zone à traiter. Dans les procédures de raffermissement de la peau ou anti-âge, les ondes ultrasonores sont dirigées vers les couches profondes de la peau afin de stimuler la production de collagène. Dans les traitements de réduction de la graisse, en revanche, l'énergie cible les cellules graisseuses afin de les détruire efficacement. La durée du traitement dépend du type et de l'étendue de la procédure et peut varier entre 20 minutes et une heure. Plusieurs séances sont souvent nécessaires pour obtenir des résultats optimaux.

Après le traitement, les patients reçoivent des instructions de suivi spécifiques, qui peuvent inclure des recommandations sur les soins de la peau et les éventuelles restrictions d'activité. Les différents types d'appareils utilisés en thérapie par ultrasons, tels que les ultrasons focalisés (HIFU) pour les traitements cutanés plus profonds, les appareils à cavitation ultrasonique pour la réduction de la graisse et les appareils à ultrasons dermiques pour les traitements cutanés superficiels, ont chacun des réglages et des techniques d'application spécifiques. Ces appareils sont optimisés pour leur application respective, et le choix de l'appareil approprié ainsi que son utilisation correcte sont essentiels pour obtenir des résultats efficaces et garantir la sécurité du patient.

Il est très important que les traitements par ultrasons soient effectués par des professionnels qualifiés qui ont une connaissance approfondie de la technologie des appareils et de la physiologie de la peau. Une utilisation appropriée est importante non seulement pour la sécurité du patient, mais aussi pour l'efficacité du traitement. Les patients doivent recevoir des informations complètes sur l'ensemble du processus de traitement, les résultats attendus et les éventuels effets secondaires afin de pouvoir prendre une décision éclairée sur leur traitement.

Preuves d'efficacité et expérience des patients

L'efficacité de la thérapie par ultrasons en médecine esthétique et les expériences des patients qui y sont associées ont fait l'objet de nombreuses études et évaluations cliniques. Ces traitements, qui utilisent les ondes ultrasonores à diverses fins esthétiques telles que le raffermissement de la peau, la réduction des graisses et l'amélioration de la texture de la peau, ont prouvé leur efficacité dans la pratique.

Les preuves scientifiques de l'efficacité de l'ultrasonothérapie proviennent d'études cliniques qui montrent que cette technique peut apporter des améliorations significatives en termes de texture et de raffermissement de la peau, ainsi que de réduction des dépôts de graisse. Dans les procédures de raffermissement de la peau comme l'HIFU (High-Intensity Focused Ultrasound), on a observé que l'application ciblée d'ondes ultrasonores en profondeur dans le derme et l'hypoderme stimule la production de collagène et d'élastine. Cela entraîne un raffermissement de la peau et une réduction des rides et des ridules, ce qui se traduit par une apparence de peau plus jeune et plus ferme. Les patients font souvent état d'améliorations visibles de l'aspect de leur peau, notamment d'une réduction du relâchement et d'une amélioration de l'élasticité de la peau.

Dans le domaine de la réduction de la graisse, des études ont montré que la cavitation ultrasonique peut détruire efficacement les cellules graisseuses et réduire leur taille. Ce processus, qui utilise des ultrasons à basse fréquence pour faire éclater les cellules graisseuses, s'est avéré particulièrement utile pour traiter les dépôts de graisse tenaces qui ne répondent pas au régime et à l'exercice. Les patients qui ont suivi ce traitement font souvent état d'une réduction mesurable de leur tour de taille et d'une amélioration de leur silhouette.

L'expérience des patients avec l'échothérapie est généralement positive, beaucoup appréciant la nature non invasive et le temps d'arrêt minimal du traitement. La plupart des patients estiment que le traitement est indolore, bien que certains remarquent une légère sensation de picotement ou de chaleur pendant la séance. Le retour rapide à des activités normales et l'absence d'effets secondaires significatifs sont d'autres points positifs souvent soulignés par les patients.

Il convient toutefois de noter que les résultats de la thérapie par ultrasons dépendent de plusieurs facteurs, notamment le type de peau de chaque individu, son âge, la zone traitée et l'état de santé général du patient.

L'efficacité peut également être influencée par l'expérience du praticien et la qualité de l'équipement à ultrasons utilisé.

En résumé, l'ultrasonothérapie est une option efficace et sûre en médecine esthétique, avec des retours positifs des patients concernant les résultats du traitement et l'expérience générale. Comme pour toutes les procédures esthétiques, un conseil professionnel et un traitement personnalisé sont essentiels pour obtenir les meilleurs résultats et garantir la sécurité des patients.

Gestion des risques et suivi

La thérapie par ultrasons joue aujourd'hui un rôle important dans la médecine esthétique, où la gestion des risques et un suivi minutieux sont essentiels pour garantir le succès et la sécurité du traitement. Bien que cette technique soit généralement considérée comme sûre et efficace, il est essentiel de minimiser les risques potentiels et d'assurer un suivi complet afin d'obtenir les meilleurs résultats de traitement possibles.

La gestion des risques commence par une sélection minutieuse des patients. Tout le monde n'est pas apte à recevoir des traitements par ultrasons. Les personnes souffrant de certains états de santé, comme des maladies cutanées actives, des maladies chroniques graves ou des stimulateurs cardiaques, pourraient être exclues du traitement. C'est pourquoi une anamnèse médicale approfondie et des conseils sont indispensables avant le traitement.

La qualification et l'expérience du praticien sont également des aspects essentiels de la gestion des risques. Un personnel compétent, familiarisé avec les réglages spécifiques de l'appareil et les effets physiologiques des ultrasons, peut réduire considérablement le risque d'effets secondaires. L'adaptation des paramètres de traitement au type de peau et à l'objectif de traitement du patient permet d'obtenir des résultats optimaux et sûrs.

L'utilisation d'appareils à ultrasons de haute qualité et bien entretenus est essentielle. Les appareils modernes offrent des fonctions de sécurité qui minimisent le risque de surchauffe et d'endommagement des tissus. De tels appareils assurent un traitement précis et contrôlé, à la fois efficace et sûr.

Après le traitement, de légères rougeurs, des gonflements ou une sensation de chaleur peuvent apparaître dans la zone traitée. Ces symptômes sont généralement légers et temporaires. Il est souvent conseillé aux patients de garder la zone traitée au frais et d'éviter l'exposition directe au soleil afin de réduire l'inflammation et de favoriser le processus de guérison.

Des soins de la peau appropriés après le traitement sont également importants pour maximiser les résultats. Cela peut inclure l'utilisation de crèmes hydratantes, d'écrans solaires et d'autres produits de soin de la peau. En outre, pour les traitements visant à réduire la graisse, une alimentation saine et une activité physique régulière peuvent contribuer à maintenir et à améliorer les résultats. Il est important de comprendre que les traitements par ultrasons ne remplacent pas un mode de vie sain.

Il est important d'effectuer un suivi régulier avec le praticien afin de surveiller le processus de guérison et d'évaluer si des séances de traitement supplémentaires sont nécessaires.

En résumé, l'échothérapie en médecine esthétique nécessite une réflexion globale sur la gestion des risques et le suivi. Une sélection rigoureuse des patients, un personnel qualifié, l'utilisation d'un équipement de qualité et un suivi minutieux permettent de garantir la sécurité des patients et d'obtenir des résultats optimaux.

Chapitre 8 : Thérapies combinées

Combinaison de différentes techniques

La combinaison de différentes techniques mini-invasives en médecine esthétique est une approche avancée qui vise à maximiser les avantages des différents traitements et à obtenir des résultats esthétiques complets. Cette stratégie permet aux praticiens expérimentés de créer des plans de traitement personnalisés, adaptés aux besoins et aux objectifs spécifiques de chaque patient.

Un tel traitement combiné peut inclure différentes technologies, telles que la thérapie au laser, les traitements par radiofréquence, la lipolyse par ultrasons, la lipolyse par injection et d'autres procédures non invasives. En combinant ces techniques, les médecins peuvent améliorer le raffermissement de la peau, réduire l'apparence de la cellulite, minimiser les dépôts de graisse et améliorer la qualité générale de la peau.

Lors de la combinaison de ces procédures, il est important de comprendre les mécanismes d'action et les domaines cibles spécifiques de chaque technique. Par exemple, la thérapie au laser peut être efficace pour le renouvellement de la peau et le traitement des troubles de la pigmentation, tandis que l'énergie de radiofréquence pénètre profondément dans la peau pour favoriser la production de collagène et le raffermissement de la peau. La lipolyse par ultrasons peut être utilisée pour réduire la graisse dans des zones spécifiques, et la lipolyse par injection est bien adaptée aux petits dépôts de graisse localisés.

La combinaison de ces techniques permet de s'attaquer à plusieurs problèmes esthétiques en même temps. Par exemple, un patient qui souhaite réduire à la fois le relâchement cutané et les amas graisseux localisés peut bénéficier d'un traitement comprenant à la fois l'énergie radiofréquence et la lipolyse par ultrasons.

L'un des défis de la combinaison de différentes techniques réside dans la planification des étapes du traitement et la coordination des différentes procédures. Les traitements doivent être soigneusement planifiés afin de garantir la sécurité et de maximiser l'efficacité de chaque méthode. Dans certains cas, il peut être judicieux de réaliser les traitements en plusieurs séances afin de préserver la peau et de favoriser la guérison.

Le suivi joue également un rôle, en particulier lorsque différentes techniques sont combinées. Les patients peuvent avoir besoin d'instructions spécifiques sur les soins de la peau et la gestion des effets secondaires qui peuvent résulter des traitements combinés.

La combinaison de différentes techniques mini-invasives requiert un niveau élevé de connaissances et d'expérience. Les médecins qui pratiquent ces traitements combinés doivent être pleinement formés à chaque technique et avoir une compréhension approfondie des interactions et de l'interaction entre les différentes méthodes.

Dans l'ensemble, la combinaison de différentes techniques mini-invasives en médecine esthétique offre de vastes possibilités pour atteindre les objectifs esthétiques des patients. En combinant les traitements sur mesure, les médecins peuvent améliorer les résultats, réduire le temps de récupération et augmenter la satisfaction des patients.

Intégration de méthodes non invasives

L'intégration de méthodes non invasives dans la médecine esthétique s'est avérée être une stratégie de plus en plus populaire pour répondre à diverses préoccupations esthétiques avec un minimum de risques et de temps d'arrêt. Ces méthodes, qui vont des traitements au laser aux traitements injectables, en passant par la radiofréquence et la thérapie par ultrasons, offrent des solutions complètes pour le rajeunissement de la peau, la réduction de la graisse et le remodelage du corps, sans avoir besoin d'interventions chirurgicales.

L'intégration de ces techniques permet aux médecins de créer des plans de traitement personnalisés, adaptés aux besoins et aux objectifs spécifiques de chaque patient. Par exemple, un patient qui cherche à raffermir sa peau tout en réduisant les dépôts de graisse peut bénéficier d'une combinaison de thérapie par radiofréquence pour raffermir la peau et d'une réduction de la graisse basée sur les ultrasons. Cette approche personnalisée permet non seulement de traiter des zones spécifiques à problèmes, mais aussi d'améliorer l'apparence générale de manière harmonieuse.

L'un des principaux avantages des méthodes non invasives est la minimisation des risques et des effets secondaires souvent associés aux interventions chirurgicales. Ces techniques ne nécessitent généralement pas d'anesthésie générale, causent moins de douleurs et de complications et permettent aux patients de reprendre plus rapidement leurs activités quotidiennes. En outre, les méthodes non invasives offrent un contrôle plus fin des résultats du traitement, ce qui permet une grande précision et une grande adaptabilité.

Cependant, l'intégration de ces méthodes nécessite une compréhension approfondie du mode d'action de chaque technique et des meilleures pratiques pour leur utilisation. Le choix de la technologie appropriée, le réglage des appareils et la planification des étapes du traitement doivent être soigneusement évalués afin d'obtenir les meilleurs résultats et de garantir la sécurité du patient. La planification du traitement doit tenir compte des caractéristiques individuelles du patient, telles que le type de peau, l'âge, l'état de santé et les objectifs esthétiques.

Un autre aspect important de l'intégration des méthodes non invasives est le suivi. Les patients doivent être pleinement informés des soins à prodiguer après le traitement afin de maximiser les résultats et de minimiser les effets secondaires. Il peut s'agir d'utiliser des produits de soins cutanés spécifiques, d'éviter l'exposition au soleil et d'adopter un mode de vie sain.

Dans l'ensemble, l'intégration de méthodes non invasives dans la médecine esthétique offre une alternative complète, personnalisée et peu risquée aux procédures chirurgicales. Avec une utilisation et un suivi appropriés, ces techniques peuvent contribuer efficacement à améliorer l'apparence extérieure et à augmenter la confiance en soi des patients.

Rôle de l'alimentation et du fitness

Le rôle de la nutrition et de la remise en forme dans le cadre d'interventions peu invasives en médecine esthétique est essentiel. Bien que de telles interventions puissent contribuer à améliorer l'apparence extérieure, une approche holistique incluant la nutrition et le fitness est essentielle pour obtenir les meilleurs résultats à long terme.

L'alimentation et la forme physique jouent un rôle central dans le maintien des résultats des interventions mini-invasives telles que la réduction de la graisse ou le raffermissement de la peau. Une alimentation saine et équilibrée peut contribuer à stabiliser le poids et à prévenir l'accumulation de nouveaux dépôts de graisse après des procédures telles que la lipolyse au laser ou la réduction de la graisse par ultrasons. Une bonne alimentation fournit non seulement les nutriments nécessaires à la régénération et à la cicatrisation de la peau, mais favorise également le bien-être général et une composition corporelle saine.

Parallèlement, une activité physique régulière est essentielle pour soutenir et renforcer les améliorations obtenues grâce aux interventions mini-invasives. Les exercices de fitness aident à raffermir le corps, à renforcer les muscles et à améliorer la forme générale du corps. En outre, l'exercice régulier contribue à améliorer la circulation sanguine, ce qui est important pour la fonction et l'apparence saines de la peau. L'activité physique peut également réduire le risque d'effets secondaires après une intervention chirurgicale en favorisant la circulation sanguine, ce qui contribue à accélérer la guérison et à réduire les gonflements.

Un autre aspect important est l'impact psychologique qu'une alimentation saine et une activité physique régulière peuvent avoir sur les patients. Ces facteurs liés au mode de vie ne contribuent pas seulement à améliorer l'apparence physique, mais peuvent également accroître la confiance en soi et le bien-être général. Ceci est particulièrement important étant donné que les procédures esthétiques visent souvent à améliorer l'image de soi et la qualité de vie des patients.

Il convient toutefois de noter que l'alimentation et la remise en forme ne suffisent généralement pas à elles seules à atteindre certains objectifs esthétiques qui peuvent être obtenus par des interventions mini-invasives. Ils doivent plutôt être considérés comme des compléments à ces procédures, qui contribuent à maintenir et à optimiser les résultats.

En somme, l'intégration de la nutrition et de la remise en forme dans le plan de traitement est essentielle pour les patients qui envisagent des interventions mini-invasives. Une approche holistique qui intègre ces aspects favorise non seulement l'efficacité des interventions esthétiques, mais contribue également à une amélioration durable du mode de vie et du bien-être général.

Chapitre 9 : Éthique, lois et directives

Considérations éthiques en médecine esthétique

La médecine esthétique, qui vise à améliorer l'apparence, se trouve souvent à l'intersection entre les soins de santé et les désirs individuels de modification physique. Des questions éthiques spécifiques se posent donc et doivent être soigneusement prises en compte.

Tout d'abord, le **consentement éclairé** (informed consent) est un pilier éthique central. Les patients doivent être pleinement informés de la nature de la procédure proposée, de ses risques, de ses effets secondaires et des résultats attendus. Cela inclut également des informations sur les alternatives possibles et les effets à long terme de l'intervention. La décision de recourir à un traitement esthétique doit toujours être prise volontairement et sur la base de toutes les informations pertinentes.

Un autre aspect important est d'**avoir des attentes réalistes**. Il est de la responsabilité du praticien de fixer des attentes réalistes en termes de résultats et d'éviter les objectifs excessifs ou inatteignables. Cela implique également de comprendre les motivations du patient pour l'intervention et de prendre en compte les éventuelles répercussions psychologiques.

La **sécurité du patient** est toujours au premier plan. Les interventions esthétiques doivent être réalisées dans le respect des normes médicales les plus strictes. Cela signifie que les traitements ne devraient être effectués que par des professionnels qualifiés utilisant des techniques et des équipements appropriés. Il est essentiel de placer le bien-être du patient au-dessus des intérêts économiques.

L'autonomie du patient est un autre sujet important. Les décisions esthétiques sont souvent profondément personnelles et les souhaits et valeurs du patient doivent être respectés. Dans le même temps, les médecins doivent donner leur avis professionnel afin d'éviter les interventions excessivement risquées ou inutiles.

La vie privée et la confidentialité sont également très importantes. Les informations relatives aux patients et les détails des traitements doivent être traités de manière confidentielle. C'est particulièrement important dans un domaine souvent associé à des informations personnelles et sensibles.

En médecine esthétique, il est également important de prendre en compte les **implications sociales et culturelles** des idéaux de beauté et de l'image corporelle. Les médecins doivent être conscients de l'impact potentiel de leur travail sur la perception des normes de beauté et de l'estime de soi.

En résumé, la pratique de la médecine esthétique requiert un niveau élevé de conscience et de responsabilité éthiques. Le respect de la sécurité du patient, du consentement éclairé, des attentes réalistes, de l'autonomie du patient ainsi que de la vie privée et de la confidentialité sont essentiels pour conserver la confiance des patients et agir de manière éthique.

Cadre légal et normes

Il existe également un cadre légal et des normes dans le domaine de la médecine esthétique. Elles sont importantes pour garantir la sécurité des patients et assurer un niveau de qualité élevé des traitements. Ces réglementations, qui varient d'un pays à l'autre, reposent sur quelques principes de base qui sont largement universels.

Un aspect central de ces réglementations est l'exigence selon laquelle seuls **des professionnels qualifiés** peuvent pratiquer ces interventions. Cela inclut généralement des médecins, des dermatologues spécialisés ou des chirurgiens plasticiens et, dans certains cas, des professionnels de la santé formés sous la supervision d'un médecin. Les exigences spécifiques en matière de formation et de certification varient d'une région à l'autre, mais elles permettent de s'assurer que les personnes qui réalisent les interventions possèdent les compétences et l'expérience nécessaires.

Les **appareils et produits** utilisés, comme les lasers, les produits de comblement ou la toxine botulique, doivent également être approuvés par les autorités sanitaires compétentes. Ces autorisations sont basées sur des tests cliniques complets qui garantissent la sécurité et l'efficacité des produits et des appareils.

La sécurité et l'information des patients sont d'autres piliers importants. Les lois et réglementations soulignent la nécessité d'informer pleinement les patients des risques, des effets secondaires potentiels et des résultats attendus. Cela implique également d'informer les patients sur les autres possibilités de traitement.

La protection des données et la confidentialité jouent également un rôle important. Les informations personnelles et médicales des patients doivent être traitées conformément à des règles strictes en matière de protection des données.

Des protocoles de traitement standardisés sont nécessaires pour garantir la cohérence et la sécurité du traitement. Des mesures de suivi appropriées font partie de ces protocoles afin de favoriser la guérison et de minimiser les complications.

De plus, dans de nombreux pays, les prestataires d'interventions mini-invasives doivent **souscrire** une **assurance responsabilité civile professionnelle** afin de se protéger et de protéger les patients en cas de complications ou d'erreurs de traitement.

L'**éducation et la formation** continues des professionnels de la santé sont essentielles pour rester au fait des dernières techniques, recherches et normes de sécurité.

Cette formation continue garantit que les professionnels restent à la pointe de la pratique médicale.

Le respect de ces cadres et normes juridiques est essentiel pour garantir un niveau élevé de professionnalisme et de responsabilité éthique dans le domaine de la médecine esthétique. Elles contribuent à renforcer la confiance des patients dans ces services et à garantir que les interventions mini-invasives sont réalisées de manière à la fois sûre et efficace.

Directives pour les praticiens

Pour les praticiens de la médecine esthétique qui se spécialisent dans les interventions mini-invasives, il est essentiel de respecter certaines directives et bonnes pratiques qui garantissent à la fois la sécurité des patients et la qualité des soins. Une qualification adéquate et une formation continue sont fondamentales pour garantir que les praticiens possèdent les connaissances et les compétences nécessaires pour réaliser les interventions de manière sûre et efficace.

L'information des patients joue un rôle central dans le processus de traitement. Les praticiens doivent s'assurer que leurs patients sont pleinement informés des risques, des avantages et des résultats possibles de l'intervention, afin qu'ils puissent prendre une décision éclairée. L'obtention d'un consentement écrit après une information approfondie est une étape importante pour maintenir les normes éthiques de la pratique.

Le comportement éthique est également très important. Les praticiens devraient s'attacher à définir des attentes réalistes et à n'entreprendre des traitements que s'ils sont dans le meilleur intérêt du patient. Il convient d'éviter les espoirs irréalistes ou les interventions inutiles.

La sécurité du patient doit toujours passer avant tout. Cela implique l'utilisation d'appareils et de produits agréés et sûrs, le respect des procédures stériles et de tous les protocoles de sécurité. Une documentation précise des traitements et des réactions des patients est indispensable pour garantir un traitement et un suivi de qualité.

Des plans de traitement personnalisés, adaptés aux besoins et aux objectifs spécifiques de chaque patient, sont essentiels pour obtenir des résultats optimaux. Les approches standardisées doivent être évitées, car elles ne tiennent pas compte des différences individuelles entre les patients.

Un suivi attentif et des rendez-vous de suivi réguliers sont importants pour surveiller le processus de guérison et pour détecter et traiter à temps les éventuelles complications. Les praticiens doivent également être prêts à réagir efficacement aux complications et à prendre les mesures appropriées.

La formation continue aux nouvelles techniques, aux approches thérapeutiques et aux développements pertinents pour le secteur est essentielle pour les praticiens afin d'aiguiser leurs compétences et de rester à la pointe de la pratique.

En suivant ces approches et directives intégrées, les praticiens de la médecine esthétique peuvent maintenir un haut niveau de professionnalisme et assurer la confiance et la sécurité de leurs patients.

Droits et information des patients

En médecine esthétique, le respect des droits des patients et une information complète des patients sont essentiels. Les patients ont le droit d'être pleinement informés sur tous les aspects d'un traitement envisagé, y compris les risques potentiels, les effets secondaires et les résultats attendus. Cette connaissance est essentielle pour que les patients puissent prendre des décisions éclairées concernant leur traitement.

L'**information** doit inclure toutes les informations pertinentes sur l'intervention, telles que le type de procédure, les étapes à prévoir pendant et après le traitement, les risques et les complications possibles, ainsi que les méthodes de traitement alternatives. Il est tout aussi important de discuter des attentes du patient et des résultats réalistes qui peuvent être obtenus avec le traitement.

Les patients ont également le droit de voir leurs informations personnelles et médicales traitées de manière confidentielle. La **vie privée et la confidentialité** sont des aspects fondamentaux des droits des patients et doivent être respectées et protégées par tous les professionnels de la santé. En outre, les patients ont le droit de refuser de donner leur consentement à un traitement ou de retirer un consentement déjà donné. Cela doit être possible sans aucune pression ou conséquence négative sur la poursuite de leurs soins médicaux.

L'éducation du patient ne doit pas être une séance d'information unique avant le traitement, mais un processus continu qui comprend également le suivi et les éventuels traitements ultérieurs. Les patients devraient être encouragés à poser des questions et à exprimer leurs préoccupations, tant avant qu'après l'intervention.

Globalement, il est de la responsabilité des praticiens de créer une atmosphère de confiance et d'ouverture et de s'assurer que les patients sont bien informés de tous les aspects de leur traitement et qu'ils participent à la prise de décision. Le respect des droits des patients et une information approfondie sont indispensables au maintien de normes éthiques et professionnelles en médecine esthétique.

Frais de traitement

Les coûts des traitements mini-invasifs pour la réduction de la graisse sont généralement pris en charge par les patients eux-mêmes. Ce type d'intervention entre le plus souvent dans la catégorie de la médecine esthétique ou cosmétique, qui n'est typiquement pas couverte par les assurances maladie publiques ou privées, car elle n'est pas considérée comme médicalement nécessaire.

Il existe toutefois quelques cas exceptionnels où une assurance maladie peut éventuellement prendre en charge les coûts. Cela peut être le cas lorsque le traitement est nécessaire pour des raisons médicales, par exemple en cas de problèmes de santé causés par un excès de graisse. Toutefois, dans de tels cas, des conditions spécifiques doivent souvent être remplies et il est nécessaire qu'un médecin confirme la nécessité médicale du traitement.

Les patients intéressés par un traitement mini-invasif de réduction de la graisse doivent s'adresser directement à leur assurance maladie pour savoir si une prise en charge est possible dans leur cas particulier. Dans la plupart des cas, ils doivent toutefois s'attendre à devoir payer eux-mêmes les frais. Il est également conseillé de demander des devis détaillés aux établissements traitants avant de commencer le traitement, afin d'avoir une idée claire des frais à engager.

Autotraitement

Les interventions peu invasives en médecine esthétique, en particulier celles qui visent à réduire la graisse, ne doivent jamais être réalisées sans la supervision et la mise en œuvre d'un médecin qualifié ou d'un professionnel de la santé dûment formé. Ces procédures requièrent des connaissances, des compétences et une expérience spécialisées, tant en ce qui concerne l'application de la technique que la gestion des risques et des effets secondaires potentiels.

La réalisation de tels traitements sans supervision médicale comporte des risques importants, notamment des infections, des résultats inappropriés, des cicatrices et d'autres complications graves. En outre, dans de nombreux pays, le fait de pratiquer des procédures médicales de manière autonome, sans licence appropriée, constitue une infraction à la loi.

Les patients qui envisagent une réduction de graisse mini-invasive ou d'autres procédures esthétiques doivent toujours s'adresser à des médecins qualifiés, capables d'effectuer une évaluation professionnelle, de réaliser le traitement en toute sécurité et d'assurer un suivi approprié. Il est important de prendre la décision de pratiquer de telles interventions avec soin et de les faire réaliser dans un environnement médical professionnel afin de minimiser les risques pour la santé et d'obtenir les meilleurs résultats possibles.

De plus, les médicaments utilisés dans les traitements mini-invasifs de réduction de la graisse sont généralement soumis à une prescription médicale. C'est notamment le cas des médicaments utilisés pour la lipolyse par injection, comme les solutions injectables contenant de la phosphatidylcholine et de l'acide désoxycholique. De telles préparations ne peuvent être prescrites et utilisées que par des médecins qualifiés. L'une des rares exceptions à cette règle est le médicament orlistat (Alli) qui, bien que vendu en pharmacie, n'est pas soumis à prescription médicale.

Le fait que ces médicaments soient soumis à prescription médicale a pour but de garantir la sécurité des patients. Elle garantit que les médicaments ne sont utilisés que sous contrôle médical et après une évaluation approfondie de l'aptitude du patient à suivre le traitement. En outre, elle garantit que le traitement est administré par des professionnels de la santé capables de doser et d'utiliser correctement les médicaments et de gérer les éventuels effets secondaires.

Il est important que les patients qui envisagent un traitement de réduction de graisse mini-invasif s'adressent à des médecins qualifiés et agréés. L'automédication ou l'achat de médicaments sur ordonnance sans supervision médicale peut entraîner de graves risques pour la santé et doit en principe être évité.

Chapitre 10 : Perspectives d'avenir

Recherche actuelle et développements futurs

La recherche actuelle et les développements futurs dans le domaine des interventions mini-invasives en médecine esthétique sont dynamiques et promettent des innovations et des améliorations continues. L'accent est mis sur le développement de nouvelles techniques et de nouveaux appareils qui offrent des options de traitement plus sûres, plus efficaces et plus conviviales pour les patients.

Un domaine de recherche essentiel est l'amélioration des technologies existantes telles que le laser, la radiofréquence, les ultrasons et les traitements injectables. Les chercheurs s'efforcent de rendre ces techniques plus précises et plus ciblées afin d'améliorer les résultats et de minimiser les effets secondaires. Par exemple, en ce qui concerne la thérapie au laser, des appareils avancés sont en cours de développement, offrant des longueurs d'onde spécifiques pour différents types et conditions de peau.

Un autre domaine de recherche important est le développement de thérapies combinées. En combinant différentes technologies dans un seul plan de traitement, il est possible d'exploiter les synergies pour obtenir des résultats plus complets et plus durables. Par exemple, la combinaison de traitements au laser et de la thérapie par radiofréquence peut offrir un raffermissement de la peau et une amélioration de la texture plus efficaces.

La recherche se concentre également sur le développement de nouveaux matériaux et produits pour les traitements injectables. Cela comprend la création de produits de comblement plus durables et plus sûrs, ainsi que des produits à base de toxine botulique qui donnent des résultats plus naturels. En outre, des travaux sont en cours pour développer des produits qui traitent plus efficacement des problèmes spécifiques tels que la laxité de la peau et la perte de volume.

L'intégration de l'intelligence artificielle et des technologies d'imagerie avancées est une autre avancée passionnante. Ces technologies peuvent aider les praticiens à personnaliser les plans de traitement et à prédire les résultats, ce qui se traduit par des traitements plus précis et des patients plus satisfaits.

À l'avenir, nous pourrions également voir un plus grand accent mis sur les approches préventives en médecine esthétique. Cela signifie utiliser des techniques peu invasives non seulement pour corriger, mais aussi pour prévenir les signes de vieillissement et autres problèmes de peau.

Dans l'ensemble, les perspectives de la recherche et du développement dans le domaine des interventions mini-invasives sont prometteuses. Au fur et à mesure que la technologie et la médecine progressent, nous pouvons nous attendre à ce que les traitements soient encore plus sûrs, plus efficaces et plus personnalisés en fonction des besoins de chaque patient. Ces progrès ne vont pas seulement améliorer les résultats des traitements, mais aussi révolutionner l'expérience générale des patients en médecine esthétique.

Technologies innovantes et nouvelles approches

Dans le domaine de la médecine esthétique, des technologies innovantes et de nouvelles approches visant à rendre les traitements plus efficaces, plus sûrs et plus conviviaux pour les patients se dessinent. Ces développements représentent les progrès de la science et de la technique et offrent de nouvelles possibilités d'atteindre des objectifs esthétiques.

L'un des progrès remarquables est le développement de la **thérapie au laser et de la luminothérapie**. Les appareils laser modernes sont capables d'utiliser des longueurs d'onde plus spécifiques, ce qui permet un traitement plus ciblé. Cela améliore non seulement l'efficacité du traitement de différents problèmes de peau, mais réduit également le risque d'effets secondaires. Les technologies IPL (Intense Pulsed Light) sont également affinées afin de traiter un plus large éventail de problèmes de peau avec moins de temps d'arrêt.

Les technologies de radiofréquence et d'ultrasons continuent également à se développer. Ces techniques, utilisées pour le raffermissement de la peau et la réduction de la graisse, sont de plus en plus précises et peuvent atteindre des couches plus profondes des tissus sans endommager la peau. L'introduction d'appareils de radiofréquence à micro-aiguilles associe des micro-aiguilles à l'énergie de radiofréquence afin d'obtenir un rajeunissement plus intense de la peau.

Les méthodes d'injection connaissent également des innovations. Le développement de nouveaux agents de remplissage et de nouvelles formulations de toxine botulique vise à obtenir des résultats plus naturels et à prolonger la durée de l'effet. Des efforts sont également déployés pour améliorer encore la sécurité de ces produits et réduire le risque de complications.

Une autre tendance émergente est l'utilisation de **thérapies combinées**, dans lesquelles plusieurs techniques de traitement sont associées pour obtenir des effets synergiques. Il peut s'agir, par exemple, de combiner la thérapie au laser avec des traitements topiques ou d'utiliser simultanément des techniques de radiofréquence et d'ultrasons.

L'intelligence artificielle et l'apprentissage automatique gagnent également en importance. Ces technologies peuvent aider à analyser les images de la peau, à prédire les résultats des traitements et à personnaliser les plans de traitement. L'intégration de l'IA dans les outils de diagnostic et les appareils de traitement jouera probablement un rôle plus important à l'avenir.

Enfin, on observe un intérêt croissant pour les approches préventives et les traitements holistiques. Cela inclut des techniques qui visent non seulement à traiter les problèmes esthétiques existants, mais aussi à retarder le processus de vieillissement et à promouvoir un état sain de la peau.

Ces technologies et approches innovantes repoussent continuellement les limites de ce qui est possible en médecine esthétique, offrant aux patients davantage d'options et de meilleurs résultats. Avec l'augmentation de la recherche et du développement, nous pouvons nous attendre à ce que ces tendances continuent à prendre de l'importance et à façonner le paysage des traitements esthétiques.

Conclusion

Ce guide a fourni un aperçu complet des différentes méthodes mini-invasives de réduction des graisses en médecine esthétique, de la lipolyse par injection à la cryolipolyse, en passant par les procédures au laser et la thérapie par radiofréquence. Il a mis en évidence le fait que, bien que ces méthodes constituent des alternatives efficaces aux interventions chirurgicales traditionnelles telles que la liposuccion, elles nécessitent néanmoins une réflexion approfondie et une mise en œuvre professionnelle.

La sécurité et l'efficacité de ces procédures dépendent fortement de la qualification du praticien, de la qualité de l'équipement utilisé et de l'aptitude individuelle du patient. Chaque technique a ses propres avantages, limites et risques potentiels, qui doivent être soigneusement évalués avant de décider d'une intervention.

Ce livre a également souligné l'importance d'une éducation et d'un suivi complets des patients afin d'obtenir les meilleurs résultats possibles et de minimiser les complications éventuelles. Il a souligné que ces procédures mini-invasives sont plus efficaces lorsqu'elles sont utilisées dans le cadre d'une approche globale de remodelage du corps et en tenant compte d'un mode de vie sain.

En conclusion, nous espérons que ce livre constituera une ressource précieuse pour tous ceux qui s'intéressent aux derniers développements et techniques dans le monde de la réduction de graisse mini-invasive, qu'ils soient professionnels de la santé, patients ou simplement intéressés.

Il suggère qu'avec une utilisation appropriée et en tenant compte de tous les aspects de sécurité, les méthodes mini-invasives de réduction de la graisse peuvent offrir des options efficaces et sûres pour améliorer le contour du corps et l'estime de soi.